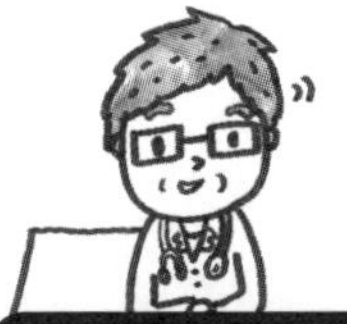

生活習慣病診療に役立つ

受容と和みのコーチング

コーチングセンス10の対応法

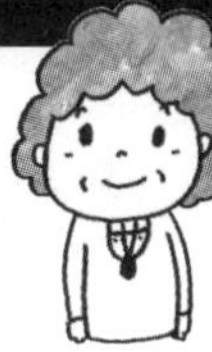

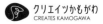

岸英光 監修

山本美保・深尾篤嗣 著

クリエイツかもがわ
CREATES KAMOGAWA

はじめに

近年、糖尿病をはじめとする生活習慣病における治療の進歩には目覚ましいものがあります。しかし、治療の主役はあくまで患者自身であり、彼ら・彼女らが自らの生活習慣の課題に気づき、セルフケア行動（食事療法、運動療法、禁煙など）を実践していかないかぎり、薬物治療の効果も十分発揮されません。そのため、生活習慣病の療養指導にあたる医療従事者のみなさんは、患者の行動変容を促す必要性は実感しながらも、具体的な方法については、日々悩んでおられるのではないでしょうか？

私は、「人の自主性や行動、能力を引き出すコーチング」を専門に研究し扱っている立場から、医師をはじめとする医療従事者の方たちが、この「コーチング」というコミュニケーションのセンスを使うことで、患者との間に、患者の主体性を促し、新しい生活習慣を身につける力をより効果的に育《はぐく》めるような関係性を構築できると確信し、この本を著《あらわ》すことにしました。

医療現場の取材を通して、たくさんの方からお話をうかがう機会に恵まれました。指示を守れず症状が悪化していく方や診察に疑問を抱く方、「金づる扱いされた」と感じて怒っている方。生活習慣病を患う多くの方が不安や不信を抱《かか》えておられました。

一方、医療従事者の方たちも、本筋から外れたサービスを患者に求められたり、指示を守れない患者に振りまわされ、スタッフ間の人間関係に苦慮されるなど、多岐にわたる悩みや課題に向きあわれていました。疲弊《ひへい》して辞めて行かれる方たちも少なくありません。

この本は、主に、まだ「重篤《じゅうとく》な合併症に至る前」の生活習慣病患者への対応をテーマにしていますが、それ以外にも医療現場を取り巻く環境の変化や、職場での人間関係、さらには実生活にも応用できるさまざまな「コーチングセンス」を取り上げています。今後チーム医療が加速されることにより、医療従事者の方たちが各々の立場でマネジメントに砕心せざるを得ない状況が間近に迫っているという観点からも、医療の現場に「コーチングセンス」を取り入れることで、軽やかに結果が出るきっかけとなることを切に願っております。

まずは本書に記載されたことを試してみてく

疲弊していませんか？

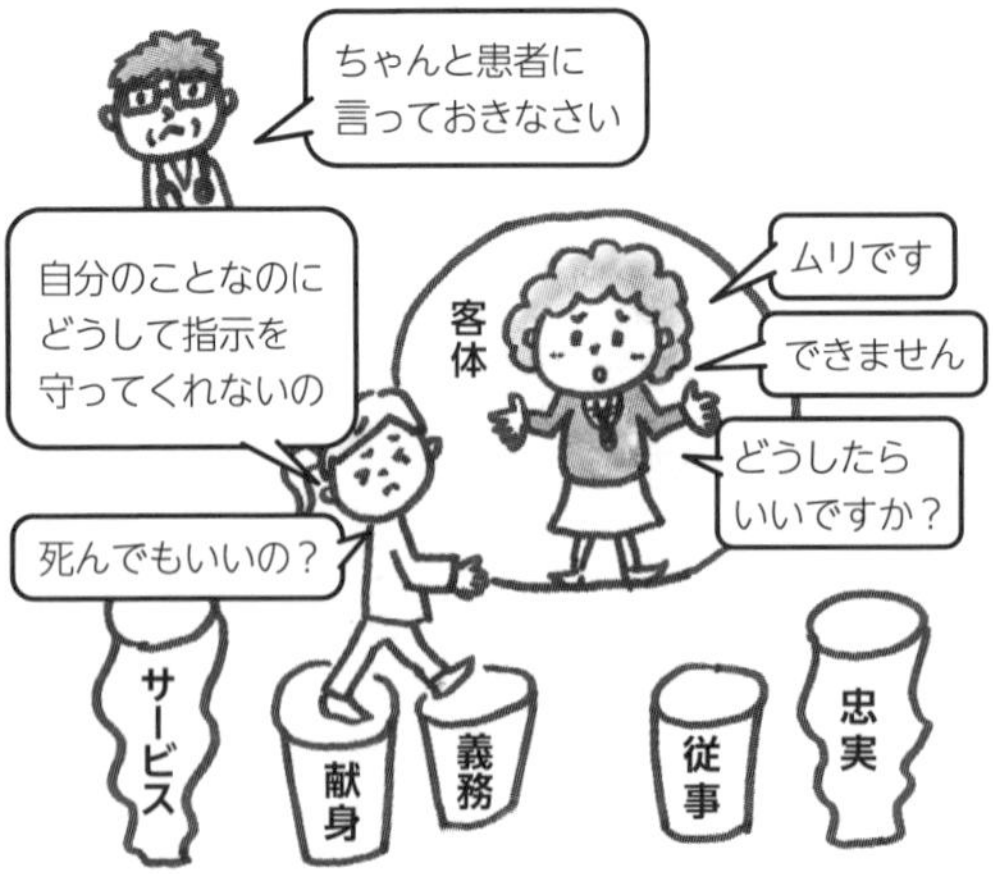
ちゃんと患者に
言っておきなさい
自分のことなのに
どうして指示を
守ってくれないの
死んでもいいの？
客体
ムリです
できません
どうしたら
いいですか？
サービス
献身
義務
従事
忠実

しっかりとした「あり方」を軸にして相応しい行動をとると、その人の行動はぶれません。反対に軸が弱く、軸足もあっちこっちに移しながら行動していると、その人の行動はぶれます。そして、自分がどんなあり方を軸にして行動しているかで、自分や相手に与える影響は変わっていきます。

ださい。最初から完璧をめざす必要はありません。行動し、試し、失敗の中にヒントを見つけることで、やがて「コーチングセンス」によるコミュニケーションの本質を理解できるようになります。なにより重要なのは、行動と観察、そして探究の繰り返しの中で、独自のセンスを磨くことです。絶え間ない自分自身への問いかけが、その人のコミュニケーションの土台となる自分なりの「あり方」を創ります。一見、つかみどころのない禅問答のように聞こえるかもしれませんが、自分との対話の中からさまざまな創意工夫が生まれます。

患者に対して常に受容（承認）し、和み（なごみ）の空間を創ることで、医療従事者も自分を受容（承認）し、相乗的に「和《なご》み」を生み出し、双方が力づけられるのです。そこで本書のタイトルを「生活習慣病診療に役立つ受容（承認）と和み（なごみ）のコーチング～コーチング・センス10の対応法～」としました。そして、この受容（承認）と和み（なごみ）を重視したコーチングをアクセプト（accept）・コーチングと言います。これについては、本文でも触れています。

みんなで軽やかなあり方

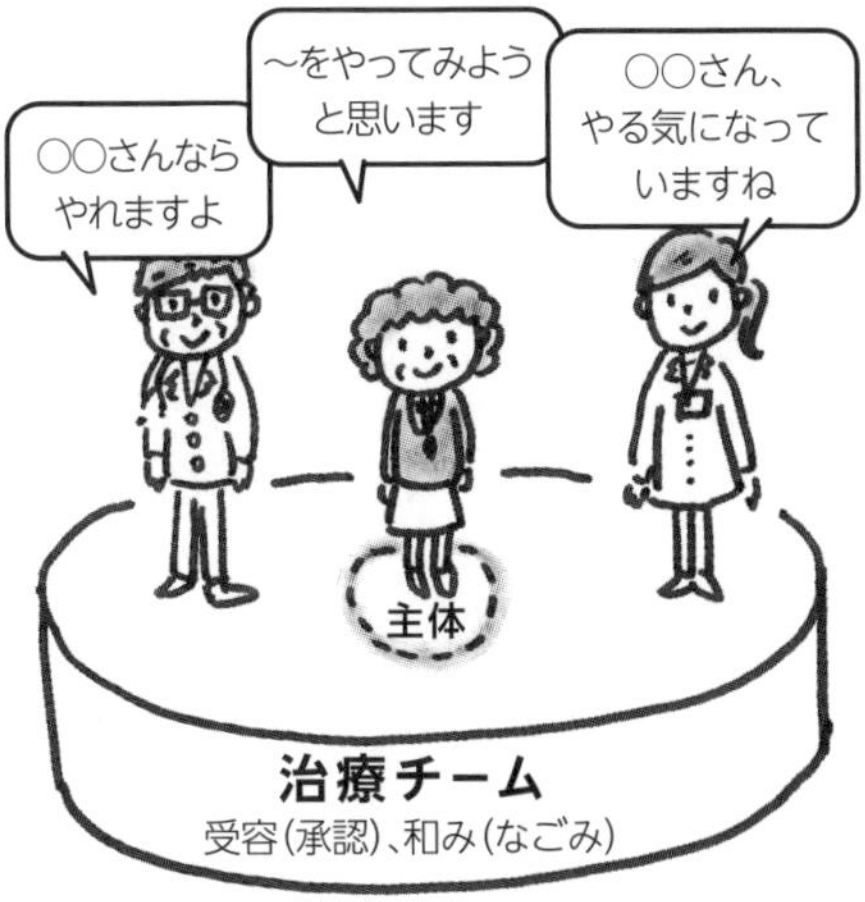

○○さんなら
やれますよ
～をやってみよう
と思います
○○さん、
やる気になって
いますね
主体
治療チーム
受容(承認)、和み(なごみ)

この本は、一般的なコーチングで重視されがちな「目標の設定方法や達成のためのアプローチ」よりも、相手の変容実現という患者への向き合い方の「あり方」を大事にしています。医療従事者が患者に対してどうあるべきか、患者が指示を守るためにどうあるべきかといった「あり方」を探求していっていただけるようヒントも示しています。(前ページ図参照)

今回、第4章を執筆していただいた医師である深尾篤嗣先生とご一緒する機会に恵まれました。医療の専門家とコーチングの専門家が共同執筆することで、その結果、何か新しいものが生み出されれば、こんな嬉しいことはありません。そして、生み出されることを意図しています。

また、この「コーチングセンス」には、がんばっておられる医療従事者の方たち自身を楽にする力があります。ひいては患者も楽になります。ぜひ、医療従事者の方たちのみならず、生活習慣病を患っておられる方やそのご家族の方にもこの本を読んでいただきたいと思います。

より多くの方が楽になりますこと、意図して。

二〇一四年一二月

山本美保

はじめに……3
第1章　コーチングセンスが生活習慣病診療に役立つ理由……9
人間の「欲求の五段階説」……10
生活習慣病と欲求の五段階説……12
コーチングセンスが糖尿病診療に有効な理由……13
コーチングについて……16
心理カウンセリング&コーチング……18
ティーチング&コーチング……20
アクセプト・コーチングについて……22
第2章　従来の対応とコーチングセンスを活用した対応のちがい……25
第3章　コーチングセンスの10の機能……35
センス❶「パートナーシップ」……36
センス❷「意図」……44

センス❸「意図を伝えるメッセージ」…… 54
コラム①サービスかホスピタリティか…… 65
センス❹「アップセット」…… 66
センス❺「受け取る」…… 76
センス❻「認める」…… 88
コラム②患者が変わるのが先か、医療従事者が変わるのが先か…… 97
センス❼「完了する」…… 98
センス❽「分別する」…… 106
コラム③変えることのできるもの、変えることのできないもの…… 116
センス❾「可能を開く」…… 118
センス❿「宣言する」…… 126
かけがえのない出会いから…… 135

第4章　生活習慣病とアクセプト・コーチング……深尾篤嗣 139
糖尿病の心身医学…… 140
心身医療に必須の二大要素――主体性と関係性…… 147
コラム「全体性と完全性」…… 151
生活習慣病診療におけるアクセプト・コーチングの意義…… 152

あとがき…… 155

装丁・イラスト／加門啓子

第1章

コーチングセンスが生活習慣病に役立つ理由

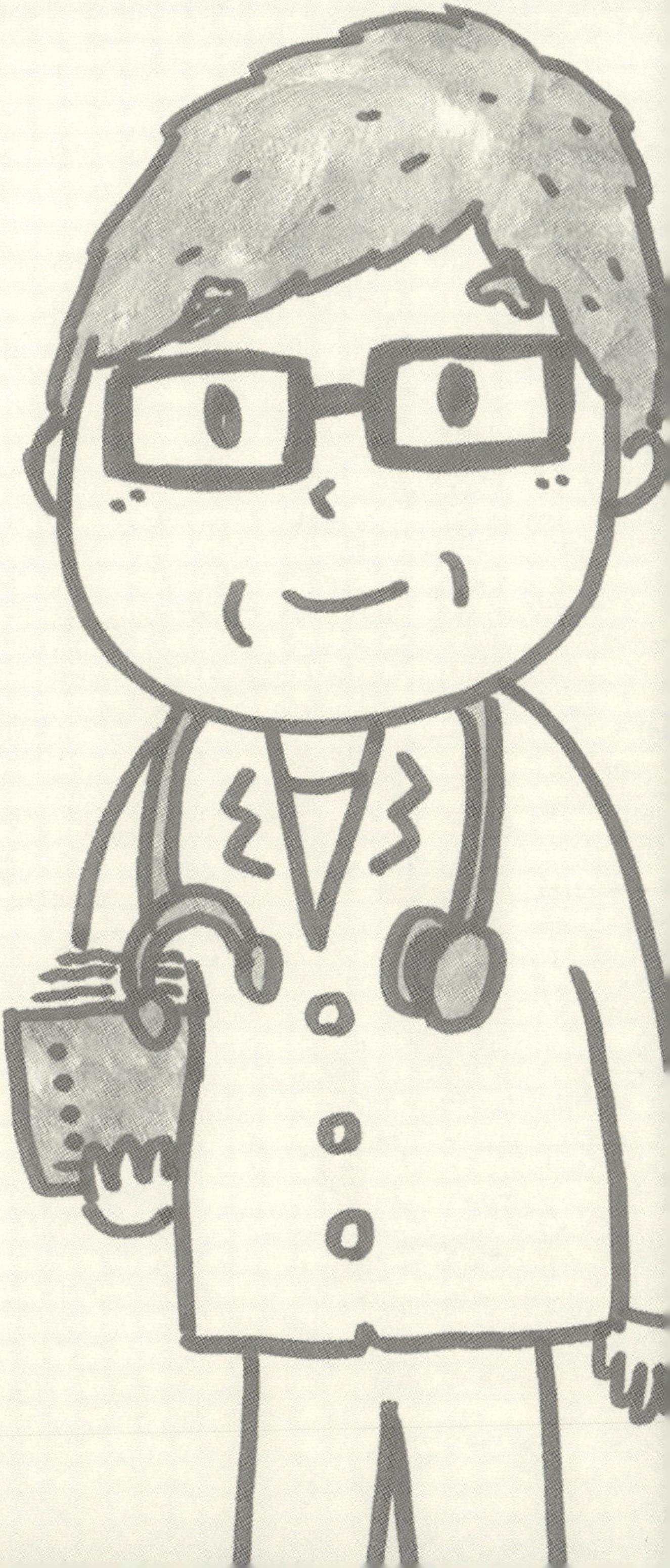

人間の「欲求の五段階説」

マズロー（Abraham Harold Maslow, 1908-1970 アメリカ合衆国の心理学者）の「人間の欲求の五段階説」というのがあります。（11ページ図参照）一番下から、「1 生存の欲求」、「2 安全の欲求」、「3 愛と所属の欲求」、「4 自我・承認の欲求」、「5 自己実現の欲求」の段階です。

「1 生存の欲求」というのは、まさに今日この瞬間を生き延びたいという欲求です。それは生き延びるために、生理的な基本的欲求（食・性・集団など）を満たしたいのです。そして、生きていく環境（物理的にも経済的にも）ができはじめると、その安全・安心な状態を安定的に維持していきたいと思うのが、「2 安全の欲求」です。その上で「3 愛と所属の欲求」を求めるのです。ここでの愛と所属というのは、自分を受け入れてくれる居場所（家族、仲間、コミュニティーなど）です。

人の気持ちは、「1 生存の欲求」と「2 安全の欲求」という、生きていく上での基本的欲求が満たされ、自分にとっての居場所が確保されると、その中で自分の価値を認められたいという「4 自我・承認の欲求」が現れます。自分という存在の価値を自分の居場所の中でかけがえのないものとして認められたいのです。そこで他者からの承認を得、そして、自分自身でも自分という存在を承認しはじめます。これが「5 自己実現の欲求」につながるのです。

この場合の自己実現というのは、単に自分だけが望みを達すればいいというような独りよが

【マズローの人間の欲求の五段階説】	【患者の変容を引き出す医療従事者のあり方】	【患者の変容】
5. 自己実現の欲求 自分の能力を思う存分社会で発輝して、社会貢献をしたい。	5. 患者が人生を全うし、社会でイキイキ活動することをサポートしたい。	5. 治療に取り組みながら、今の自分でやりたいことをやって、ありのままの自分の能力を発揮しよう。それが社会貢献につながれば嬉しいと取り組みたくなる。
4. 自我・承認の欲求 自分という存在の価値を自分の居場所の中でかけがえのないものとして認められたい。	4. 患者その人自身を人として、ひとりひとり尊重し関わりたい。	4. 承認されることに喜びを感じ、制限や病気との付き合い方も受け取れるようになってくる。自分がこの治療の主体として取り組める。
3. 愛と所属の欲求 自分を受け入れてくれる居場所(家族、仲間、コミュニティーなど)を持ちたい。	3. 患者が病院に来ることをイヤだと思わずに、気持ち良く来てもらえる場所になりたい。	3. 症状の改善や治療の効果が実感でき、自分の身体のために自ら病院に行く。医療従事者をパートナーと思うようになる。
2. 安全の欲求 生き延びられる状態を安全安心で、安定して維持していきたい。	2. 患者ができるだけ穏やか（和んでいる）で健やかな状態が、安定して続いてほしい。	2. 時には忘れることもあるけど、指示を守り、健康に配慮した食事を取り続けようとする気持ちが出てくる。
1. 生存の欲求 まさに今日この瞬間を生き延びたい。生き延びるために、生理的な基本的欲求(食・性・集団など)を満たしたい。	1. 患者に何が何でも生きていてもらいたい。	1. イヤイヤだけど、病院に行く。とりあえず、指示を聞く。薬をもらう。

ここでのポイント
上記の複数の段階（レベル）に渡るあり方・変容を再確認しながら進めることが大切。

りなものではなく、自分の能力を思う存分に社会で発揮して、それが人々への貢献につながり、人々に喜ばれ、自分もうれしいというような調和と循環のある自己実現のことです。自分が自分らしく生きるということが、社会貢献になる状態なのです。

マズローは、人間は下段の欲求から一つひとつ満たしていくことで、自分の欲求を昇華させていき、最後に、自己実現の欲求を満たそうとする行動へつながると言っています。

生活習慣病と欲求の五段階説

この「欲求」という観点からみると、生活習慣病になった多くの患者は、まず根底である「1　生存の欲求」を満たすことができません。もともとは、今日、生き延びることができるというのが生存の欲求でしたが、いつしか人は、好きな物を好きなだけ食べられることが日常になっているので、食べ物に制限がある中では、この根底の欲求が満たされていないように感じます。「1　生存の欲求」が満たされていないと、「2　安全の欲求」もその状態を続けたいとも思わないので、必然的にここも満たされません。

そして、生活習慣病患者になると、今までの居場所にいられなくなったり、生活習慣病を患っている自分自身に対する承認もできなくなったりするものです。多くの患者の場合は、「病気を治してから」とか、「病気だから」と、その制限を守っている自分なら受け入れられるというように、制限につきまとわれることが増えます。このような状態では、とても「5　自己実現の欲求」までたどりつくことはできません。

しかし、生活習慣病患者こそ、この自己実現の欲求に取り組むことが必要なのです。これに取り組むことが、病気をもっている自分のままで、自己管理に取り組み、生活していくことにつながるのです。それは、患者自身が、自分の日常生活の中に、自らの行動を承認し、そこから自分が能動的に生きていることへの喜びを「自己実現欲求」としての実践に結びつけることになります。

この本では主に、生活習慣病の中でも糖尿病にスポットをあてて、患者と医療従事者の関係性の「あり方」について、みていきます（11ページ図参照）。

コーチングセンスが糖尿病診療に有効な理由

「コーチングセンス」はこの五段階の欲求に対して、効果的なアプローチになります。その結果、患者が治療に対して受け身で否定感のある状態から、主体性をもち責任ある積極的なあり方で取り組むことで、治療効果を高めると同時にクレームなどの減少にもつながります。

糖尿病患者というのは、一般的に不治といわれる慢性疾患です。患者はたとえ、理性によって病気の本質を十分理解していたとしても、不治であるがゆえに心は揺れ動き、治療を拒否したり、自暴自棄になったり、気分的に落ち込んだり、さまざまな反応を示すことも少なくありません。

また、自分が糖尿病であるということさえも受け入れられない人もいます。誰だって、自分が不治の病になってしまったら、簡単には受け入れられないものです。ましてや、糖尿病の原因は、人によってちがうものなのですが、「本人のこれまでの行いのせいで糖尿病になった」というような偏見が周りに存在します。その偏見が患者をいっそう苦しめる要因の一つになっています。

だからこそ、そんな不安定な状態の患者の気持ちや考えを、そのまま受け取り続ける「安全・安心な居場所」があることが、患者にとっては心の救いになり、自分を受け取ってもらい「3愛と所属の欲求」を満たすことになります。

その患者の気持ちや考えを、そのまま受け取り続ける「安全・安心な居場所」というところに、コーチングセンスが存在します。まずコーチ（コーチングをする人）とプレイヤー（コーチングを受ける人）の関係ではじまりますが、これは上下の関係ではなく、対等なパートナーシップのもとではじまります。コーチ（ここでは医療従事者・患者の家族）は、常にプレイヤー（ここでは患者）に起きることを受け取り続けることで、居場所になり得ます。

そして、コーチは、プレイヤーを「良い・悪い」と評価するのではなく、ただ受け取り承認し続けます。この受け取りと承認が、患者を力づけるのです。患者として指示通りの行動ができている、できていないというような二元論的な眼ではなく、患者に寄り添うあり方で、その患者の承認すべきこと、つまり、患者が創った成果や結果に対して、患者の能力や行動・様子・発言・気持ち、患者自身の存在をあらゆる角度から探し出し、伝え続けることで、患者は「4 自我・承認の欲求」を満たすことができます。それは、患者自身がセルフ・エフィカシー（自己効力感）を高めることにつながります。

そこまでくると、患者は「5 自己実現の欲求」へ向けて歩みはじめることができます。ここでの自己実現とは、患者の治療に対しての前向きな姿勢と行動の継続になります。そしてコーチは、患者の感情を受け取りますが、コーチが焦点を当てて扱う対象は患者の行動なので、感情と行動を分別《ふんべつ》して、行動をコーチしていくのです。コーチングが前進やよい結果につながるのは、心理カウンセリングとちがって、常に行動そのものを扱っているからです。以前と行動に変化が起こると、患者は自分の望む結果に大きく近づきます。コーチは、コミュニケーションを通して、患者の目的や目標の達成に向けて、患者の能力や自主的な行動を引き出しながら、サポートしていきます。

コーチングが「3 愛と所属の欲求」「4 自我・承認の欲求」「5 自己実現の欲求」の人間の欲求を満たすということは、糖尿病患者によくみられる食欲への欲求を自然にコントロールすることにもつながります。運動習慣の強化や生活習慣の改善を、自分自身の自己実現の目標にして、取り組んでいくことにもなります。

医療現場で、たくさんの方を観察していて言えることは、「人は、上位の欲求が満たされていると、下位の欲求に振りまわされにくくなる」特徴があるということです。

コーチングについて

ここで、コーチングについてご説明します。

まず、コーチングの語源となるコーチ（Coach）という言葉が登場したのは一五〇〇年代で、「馬車（大切な人をその人が望むところまで送り届ける）」という意味で使われていました。その後、一八四〇年代にイギリスで、学生の受験指導をする個人教師のことをコーチと呼ぶようになり、一八八〇年代になるとスポーツの分野でもコーチが存在し、一九五〇年代になるとアメリカのマネジメント分野で、コーチングという言葉が使われはじめました。現在のアメリカでは、グローバル企業一〇〇〇社のうち、九割近くがコーチングを活用していると言われています。

私の師匠、岸英光コーチは、「コーチングは一般的にアメリカでつくられた会話の技術と思われているが、実は日本や東洋のセンスが元になっている」と言っています。というのは、コーチングのことをとてもしっかりやっている、本当に結果を出している人たちの話を聴くと、日本の禅や武士道のセンスに近いものがよく出てくるからです。既存の価値観にとらわれないとか、過去に起きた感情を横に置くという「無のセンス」や物事をしっかりとあるがままに見る「正見《しょうけん》」などは、仏教や禅など、その周辺のセンスがたくさん含まれています。

仏教の開祖であるお釈迦様は、人間を素晴らしく観察されていた方で、心理学やコーチングなど、人にかかわる効果的な手法は、その教えに学ばせてもらっていることも多いのではないかと思います。

そのコーチングを簡単に言うと、相手の能力を最大限に引き出すコミュニケーションです。コーチングをする人をコーチと言うのですが、コーチは、コミュニケーションを通して、相手の能力を最大限に引き出すことが仕事です。

コーチは自分が依頼された分野のことを「できる・できない」、やったことが「ある・ない」にかかわらず、コミュニケーションを通して、依頼を達成するために相手の能力を引き出して育てます。

私のクライアントに、司法試験や理工学部の博士論文の執筆、校長試験合格などのためにコーチさせていただいた方々がおられました。私がその専門的知識をもっていなくても、コーチとして、コミュニケーションで、その人の能力を引き出すことは可能なのです。

また、経営者、医師、看護師、教師、僧侶、ＮＰＯ理事長などの専門職や、子育て、介護、スポー

心理カウンセリング	コーチング
心、内面	行動、能力、結果

分別《ふんべつ》

ツ、営業、会社経営など、私がやったことのない内容でもかかわらせていただけるのは、その方が本来もっておられる能力を引き出すことが仕事だからです。

コーチは、コミュニケーションを通して、相手が成し遂げたいことを見つけ出し、どうやったら実現できるかをともに探究し、自らの意思決定で行動することを促し、実際に結果を創り出すことをサポートします。

このコーチングについては、他の仕事のスタイルと比較しながら説明するとわかりやすいので、心理カウンセリングと比較して説明します。

心理カウンセリング&コーチング

日本は、年間自殺者が約三万人以上という数字が一四年連続、その後は二年連続で三万人を下回りましたが、まだ多い数字が続いています。この多いという感覚は、交通事故でお亡くなりになる方の約六・五倍と比べてです。動機は健康問題（身体や心の両方）、経済・生活問題、家庭問題と続きます。

そして、その一方で、うつ病患者は一〇〇万人を超えていると言われています。

そんな中で、心理カウンセリングは主にマイナスの状態の感情を扱い、本来の自分を取り戻すことをサポートします。

これと比較すると、コーチングは感情を受け取りますが、扱っている対象は感情ではなく、行動や能力、行動の結果を扱っています。その人が今までやったことがないこと、できなかったことなど、考えられなかったようなハードルへのチャレンジをサポートしたり、その人を健全なコンディションに保つことをサポートします。


やる気、自信、プラス思考などがないと行動ができないという方もいますが、そうではありません。それがあれば素晴らしいというだけのことです。

働いている方は毎日、やる気で仕事に行っていますか？

また、面接試験を受けたとき、自信をもって受けましたか？

やる気や自信がなくても、仕事に行ったり、試験を受けたりと行動していますよね。それも私たち人間の、分別《ふんべつ》して行動できる素晴らしいところです。

はじめてのことはやってみないと、自分がやりたいことかどうかもわかりません。やった後で、やりたいことなのか、そうでないのかがわかるのです。また、やっているうちに、その面白さを発見したり、成果が上がってきて、やる気が出てくるものです。やる前から自信があるのは危険です。実際の経験がないのに、やる前から自信があったら逆に怖いですよね。行動した後に自信がついていけばいいのです。

「プラス思考やポジティブシンキングというのも、何でもプラスやポジティブにとらえようとするあまり、現実を見誤ることがあり、危険です。経営が危機的状況であるのに「大丈夫、これからプラスになっていく」などと、思い込んでいては、適切な処置ができません。では、マイナス思考の方が安全なのかというと、そういう問題ではなく、事実を事実としてニュートラルにとらえ、的確に対応する力が求められています。

コーチングは現実をプラスやマイナスにとらえることではなく、現実を現実として色づけせずそのままとらえ、対応するコミュニケーションなのです。

ティーチング&コーチング

よくたとえ話で、ティーチングというのは、魚の取り方を教えること。コーチングというのは、魚を自分で観察させて、その魚の特徴をつかみ、どうやったらその魚を捕れるのかを編み出すことと言われています。自分で編み出すことができると、それがウサギや鳥など、他のも

ティーチング　&　コーチング

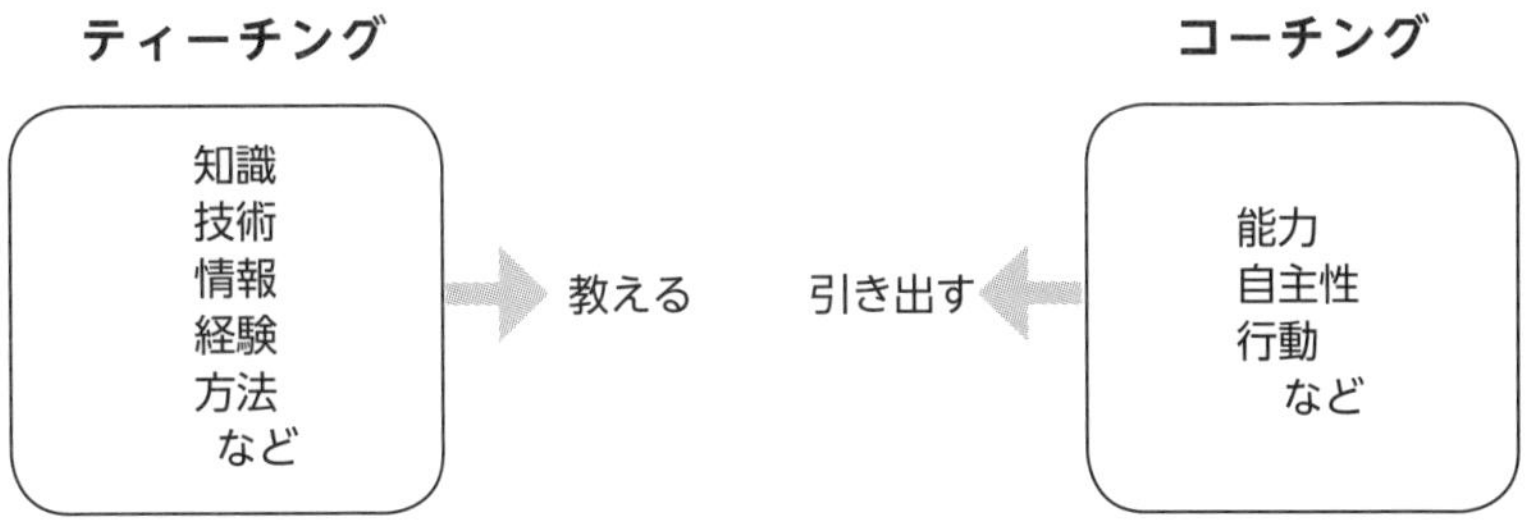

のでも応用することができます。

ティーチングもコーチングも、どちらも必要なのです。はじめてのこと、わからないことを教えてもらうことも大事ですが、ただティーチングだけだと、限界があります。

それは自分の知っていること、わかっていることしか、教えてあげられないから、自分の限界が相手の限界になるのです。仮に自分の知っていることをすべて教えることができたとしても、よくて自分程度。自分が良い・悪いではなく、自分の限界が相手の限界になります。みなさんは、人を育てるということは、自分以上に育ってほしいと思いませんか。

さらに、仮にすべて教えることができたとしても、それがその通りできるかもわかりませんし、また、想定外が常に起こる世の中、変化の激しい今の社会で、今までのやり方や知識が通用するとはかぎらないのです。今日まではうまくいっていた方法も明日からは通用しないこともあります。その時その時の状況に対応しないといけません。

それにAさんには素晴らしく合った方法でも、Bさんに適応するとはかぎらないのです。その時にBさんに合う素晴らしい方法に転換できないと使いこなしていけないのです。

だから教えること、引き出すこと、どちらも大事なのです。

そして、コーチングに探究はつきものです。答えが出てもなお問い続ける姿勢が重要です。私たちは答えをもらうことに慣れていたり、また答えはひとつだとしているところがあります。自分で答えをみつけるということ、ひとつではない答えを探究し続けるということに、慣れない気持ち悪さのようなものを最初は感じるかもしれません。しかし、それに慣れてくると、コーチングの醍醐味を味わうことになり、そこに自分流のコーチングが生まれてきます。

アクセプト・コーチングについて

コーチングというと、目標を設定して、それをどのように達成していくかの手法であったり、質問の仕方であるかのようにとらえられているところがあります。たしかに、そのような面もありますが、やり方やスキルに偏ったコーチングは生活習慣病診療には不向きと言えます。

たとえば、一生、病と付き合っていく立場の方にとって、日々目標に取り組み続けることはとてつもなくしんどいことです。中には、目標をもって取り組むことが好きな方もおられるかもしれません。しかし、一生という、いつ期限がくるのかわからない中での取り組みで、多くの方は疲弊して続かなくなってしまうでしょう。ましてや、病とともに歩んでおられるのですから、それも仕方のないことだと思います。

また、患者に最初から答えありきのようなことを言わせようとする質問や、ただのやり方としての質問であれば、患者もそれに徐々に対応していって、もっともなことを答えることができるようになります。ですが、結果として何の変化も生じないやりとりが続きます。人は、相手が自分にこう言わせたいと思っていることは、絶妙に察知して答えることはできますが、それを自分が行動するかどうかは別のことです。相手に言わされて言っただけのことで、自分がそうしようと思ったことではないから、行動につながらないのです。

そこで、もっと本質的なところを扱っているのが、岸英光コーチのコーチングです。それらのコーチングセンスの中でも、特に生活習慣病診療に役立つと思う10のコーチングセンスを第3章で取り上げています。

私はそれらのコーチングセンスを活用した上で、生活習慣病診療には、本のタイトルにもつけたように、受容（承認）と和み（なごみ）が重要であると考えています。いついかなるときも患者を受容（承認）し続けるあり方が、双方に和み（なごみ）を創り、その中で育まれた信頼関係が患者への癒しにもつながるのです。

私たちはお腹が痛い時、手を当てるといくらか楽になったと感じるように、人とのかかわりの力で、患者を癒すことができます。長い治療生活を継続していくには、患者を癒すということが大事です。また、人を癒すということは、自分も癒されるということでもあります。「癒し」というとたいそうに聞こえるかもしれませんが、たとえば、泣いている赤ちゃんをあやそうと抱いていて、その子がふと泣きやんで笑ってくれたら、ものすごく幸せな気持ちになった経験はありませんか？　苦しんでいる方に「大丈夫ですか？」と尋ねたら、「ありがとう」と返事をもらっただけで、あったかい気持ちになったことはありませんか？　何気ない日常生活の中で、私たちはどこかでこんな体験をしています。

そんな癒しを創るサポートになるのが、アクセプト・コーチングです。ここでのアクセプト（accept）とは、受容（承認）と和み（なごみ）を意味します。アクセプト・コーチングは第3章のコーチングセンスをベースにした上で、患者をいついかなるときも受け取り、患者との信頼関係を育て、その和み（なごみ）の関係性の中で、相手を癒すことを意図してかかわります。このかかわりが、患者の力をより引き出すきっかけになるのです。

第2章

従来の対応とコーチングセンスを活用した対応のちがい

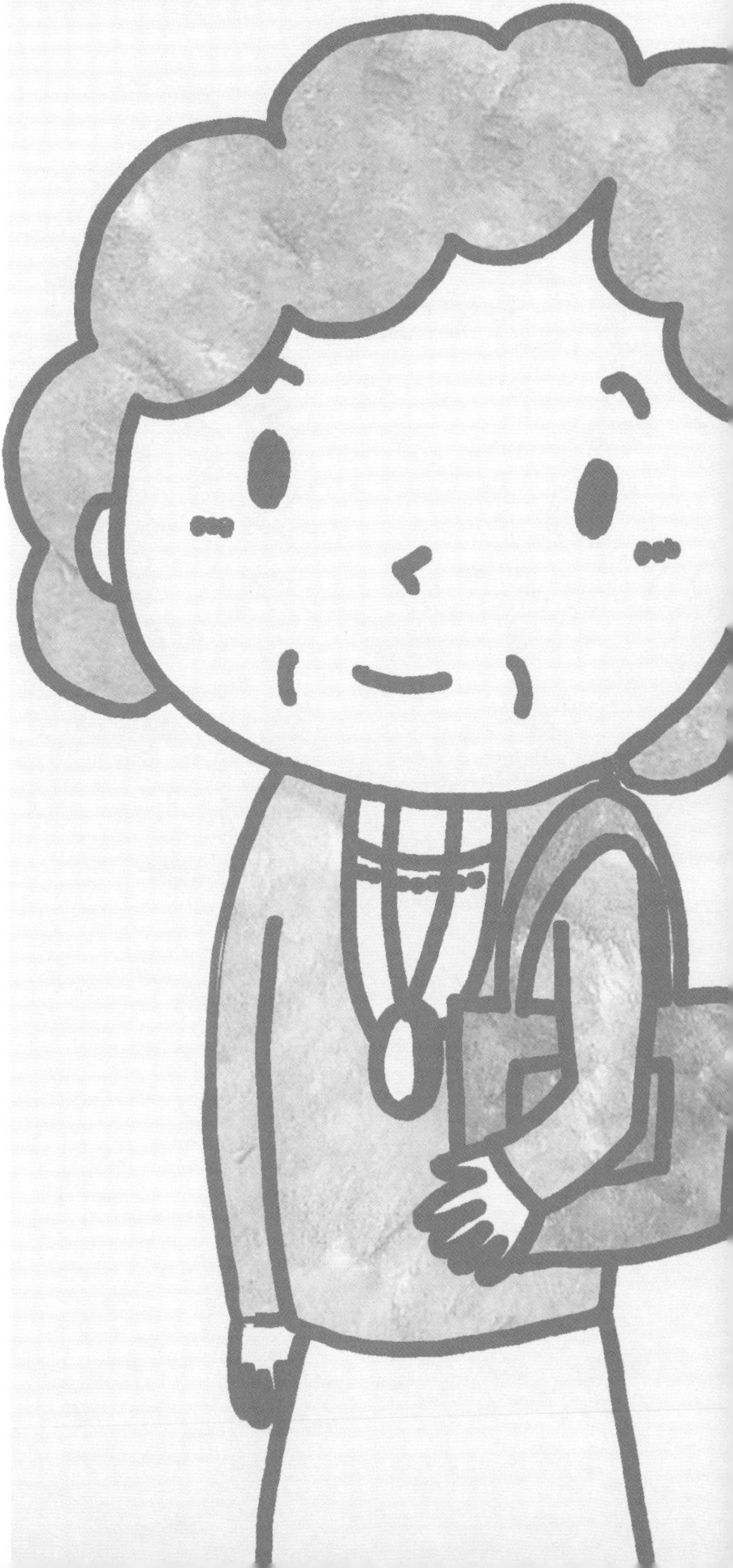

この章では、従来の医療現場での対応とコーチングセンスを活用した対応とでは、どのようにちがうのか、みなさんにもわかりやすく体験していただきます。
下記のような症例の患者の場合です。それぞれ、どのような対応になるのでしょうか。

患者症例（山田さん）
60代女性肥満型糖尿病。
うつを合併、抗うつ薬も使用。
糖尿は薬だけでは効かず、インスリンも打っている。
運動もせず、どんどん悪くなっている。
気持ちが下がると、ますます食べる。
趣味はパッチワーク。

【対応例1】従来型

医師「どうですか?」
患者「先生、私ね、いつもお腹が減ってたまらないんです。どうしたらいいですか?」
医師「そうですね。あなたの場合は、できれば一日栄養○○○カロリー以内にするよう、気をつけないといけませんね」

患者「とにかく暇になったら、甘いものが食べたくて仕方なくなるんです。気がついたら、いっぱい食べちゃってるんです」
医師「それでは困りますので、我慢も必要ですね」
患者「頭ではわかっているんですけど、それができないんです。どうしたらいいですか？」
医師「とにかく指示を守ってもらわないと、よくなっていきませんよ」

いかがでしたか？　みなさん、ご自身がこの患者だったとして、このように対応されると、どのように感じられましたか？
また、この対話に何か問題点でもあるのだろうかと不思議に思った方もおられるかもしれません。その方は、それだけ従来の対応に慣れておられるのです。
この対話で、指示を守ってみようと思われたかどうか、そこがポイントなのです。

【対応例2】コーチングセンスを使った例（❶～❿＝コーチングセンス。第3章で詳述）

医師「私は山田さんを担当させていただく、深尾と言います。私は山田さんがなるべくストレスなく、健康な状態に戻っていただきたいと思って、山田さんにかかわらせていただきます。生活習慣病は医者だけで治せる病気ではないので、山田さん自身が、いかに取り組まれるかが大切だと思っています。ですから、山田さんの今の生活の事情を教えていただきながら、一緒に治療に取り組んでいきたいんです。よろしくお願いします❶❸」
山田「はい、よろしくお願いします。先生、私ね、いつもお腹が減ってたまらないんです。どうしたらいいですか？❹」
医師「そうですね❺。いつもというのは、どのくらいの間隔で食べていらっしゃるのですか？❽」
山田「食べるのは夜が多いんです。晩ご飯を食べた後に、甘いものが食べたくなるんです」
医師「なるほど❺。じゃあ、晩ご飯を食べた後は、いつも甘いものを食べていらっしゃるのですか？❽」
山田「いえ、いつもじゃないです」
医師「そうですか❺。じゃあ、どんなときは食べられないんですか？❽」
山田「趣味のパッチワークをしているときとか、忙しくしているときは食べません」
医師「ほぉ～❺、好きなことをされているときや忙しくされているときは、食べなくても過ごせるんですね。いつもと言っても、毎日というわけではないのですね❽」
山田「そうですね。でも、私、糖尿病だから甘いものを食べたらダメなんでしょう？」
医師「糖尿病だからといって、甘いものをまったく食べたらダメというわけではないんですよ。甘いものをたまに食べても、他のことに注意していると、糖尿病がよくなっていくこともありますよ❽」

山田「でも、ずっと食べていたら、長生きできないですよね❹」
医師「そうですね❺。ただ、山田さんの場合は、ずっと食べているわけではないですよね❽」
山田「でも私、長生きしたいんです❷」
医師「長生きしたいと思っていらっしゃるのですね❺❻。そう思われる理由を聴かせていただけますか?❷」
山田「はい。娘が三人いるんですけど、みんな長生きしてほしいって言ってくれるんです。それに孫が生まれたから、孫が結婚するまで生きたいんです❷」
医師「素敵ですね。それは長生きし甲斐がありますね❻」
山田「でも私、数値も悪いし、運動した方がいいってわかってるけどできな

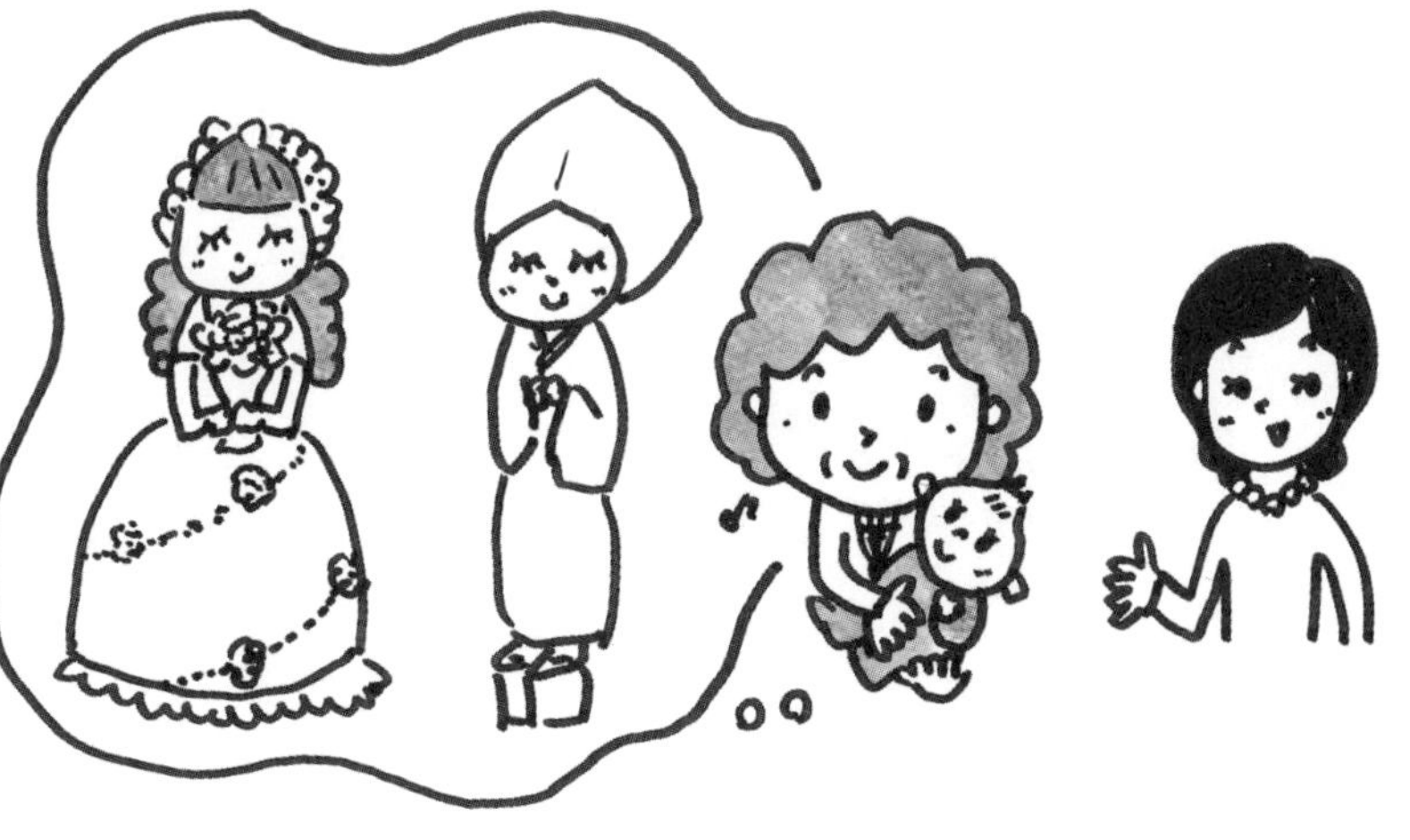

くて、困ってるんです。どうしたらいいですか？❹」

医師「そうですね❺。長生きのために、やってみたいと思うことは何かありますか？❾」

山田「そうね？ 知り合いに、気軽に楽しんでできるスポーツクラブもあるって紹介してもらって、通おうと思ったけど、まだ通えてないです。どうしたらいいですか？❹」

医師「そうなんですね❺。運動するつもりでスポーツクラブも紹介してもらって、すでに見つけてあるんですね❺❻」

山田「趣味の友達が心配して、教えてくれたんです」

医師「お友達も山田さんのこと、心配してくれているのですね❺❻」

山田「私、みんなに可愛がられるんです」

医師「それは素晴らしいですね。山田さんの人徳ですね❺❻」

山田「私は人のためにお世話をするのも好きだし、友達にもパッチワークでつくったものをあげたりしてるんです」

医師「なるほど❺。山田さんはみなさんを大事に思われて行動しているんですね❻」

山田「趣味や人のために何かをやっていると甘いものがほしくないし、実はスポーツクラブは体験で一度行ったんです。運動してるときはしんどかったけど、終わった後は気持ちよかったから、たまには行ってみてもいいかなぁって❾」

医師「それは、試してみてもいいかもしれませんね❾」

山田「そうですね。スポーツクラブにまた行ってみます❿」

医師「はい。わかりました❺。興味があるところからはじめられたらいいですね。スポーツクラブに行けたら素敵ですし、行けないときも、気にしなくていいですよ❻。完璧にできる人はいないですから」

山田「実は今までも、行ってみようと思ってたけど、ずっと行けなかったんです」

医師「そうですか❺。今まで行けなかったことをもう気にされなくてもいいですよ❼。今回、そのことにも気づけて、また行ってみようと思えたので、その気持ちを次に活かせたらいいですね❻❼」

山田「そうですね。やってみます❿」

医師「はい❺。また次回、治療に役立てたいので、山田さんがどうお過ごしで、どんな状態だったのか、話を聴かせてください❸。いろいろ聴かせていただいて、ありがとうございました❻」

いかがでしたか？　対応例1と2では、どのようなところにちがいを感じられましたか？

対応例2で活用しているコーチングセンスは、

❶パートナーシップ
❷意図
❸意図を伝えるメッセージ
❹アップセット
❺受け取る
❻認める
❼完了
❽分別《ふんべつ》
❾可能
❿宣言する

が、文章の至るところにちりばめられています。

ただ、ここで強調したいのは、「この台詞を言えばよい」とか、「この順番で話さないといけない」とか、「やり方」や「言い方」のことではなく、みなさんに意識していただきたいのは、「あり方から行動する」ということです。

ここでお伝えしているコーチングセンスは「あり方」のことなのです。「あり方」というとわかりにくいかもしれませんが、他者に向き合うときに、「自分は、何を大事な軸として、どうあるのか」ということです。

同じ台詞でも、その人がどのような「あり方」から伝えているかによって、感じ方がちがうという体験は、みなさんもおもちではないでしょうか。「大丈夫?」の一言でさえ、どのような「あり方」で伝えてくれているのかによって、感じ方はちがいますよね。自分のことを親身に思っ

❶パートナーシップ

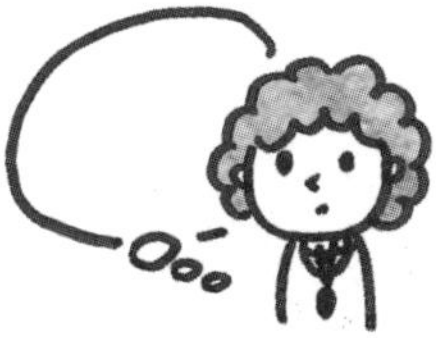

❷意図

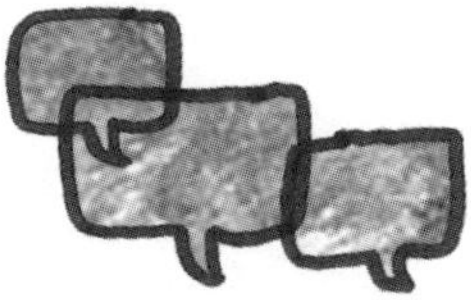

❸意図を伝えるメッセージ

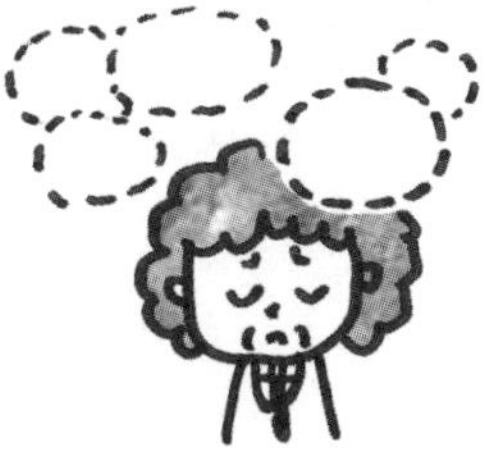

❹アップセット

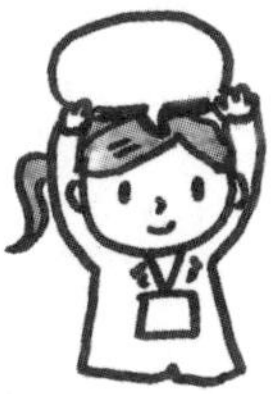

❺受け取る

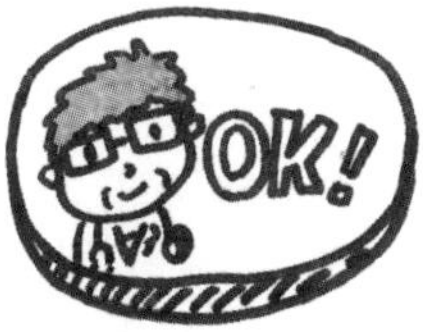

❻認める

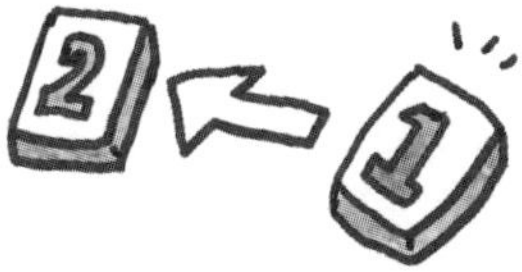

❼完了

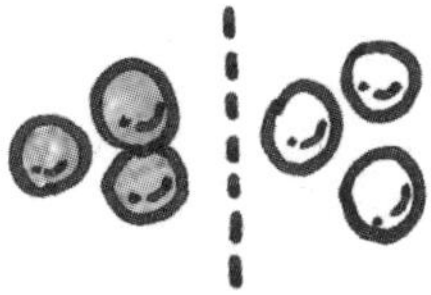

❽分別《ふんべつ》

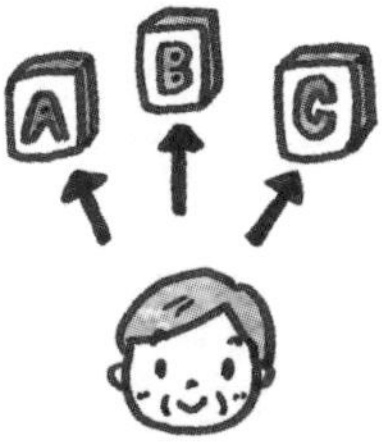

❾可能

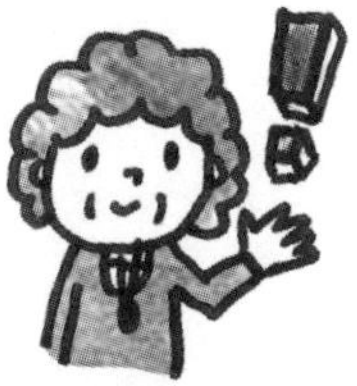

❿宣言する

て言葉をかけてくれている人の「大丈夫?」と、とりあえず仕事の一環で「大丈夫?」と聞いてくれた人の差は、私たちはしっかり感じ取ります。

私たちが気をつけないといけないのは、まず「あり方」を大事にしながら、その人に対応するということです。

ただ「あり方」をつかむということがわかりにくいので、いくつかのコーチングセンスを、それぞれ詳しくお伝えすることで、そこから、みなさんにそのコーチングセンスを活用した「あり方」から行動を起こしていただきたいと考えています。その行動をおこなっている自分の「あり方」をより深く探究していただきたいのです。

上記【対応例2】で、対話の最後に番号を付けていますが、その番号の箇所の背景に、その番号のコーチングセンスを活用しているという意味です。これらのそれぞれのコーチングセンスは、第3章で詳しく説明します。

第3章

コーチングセンスの10の機能

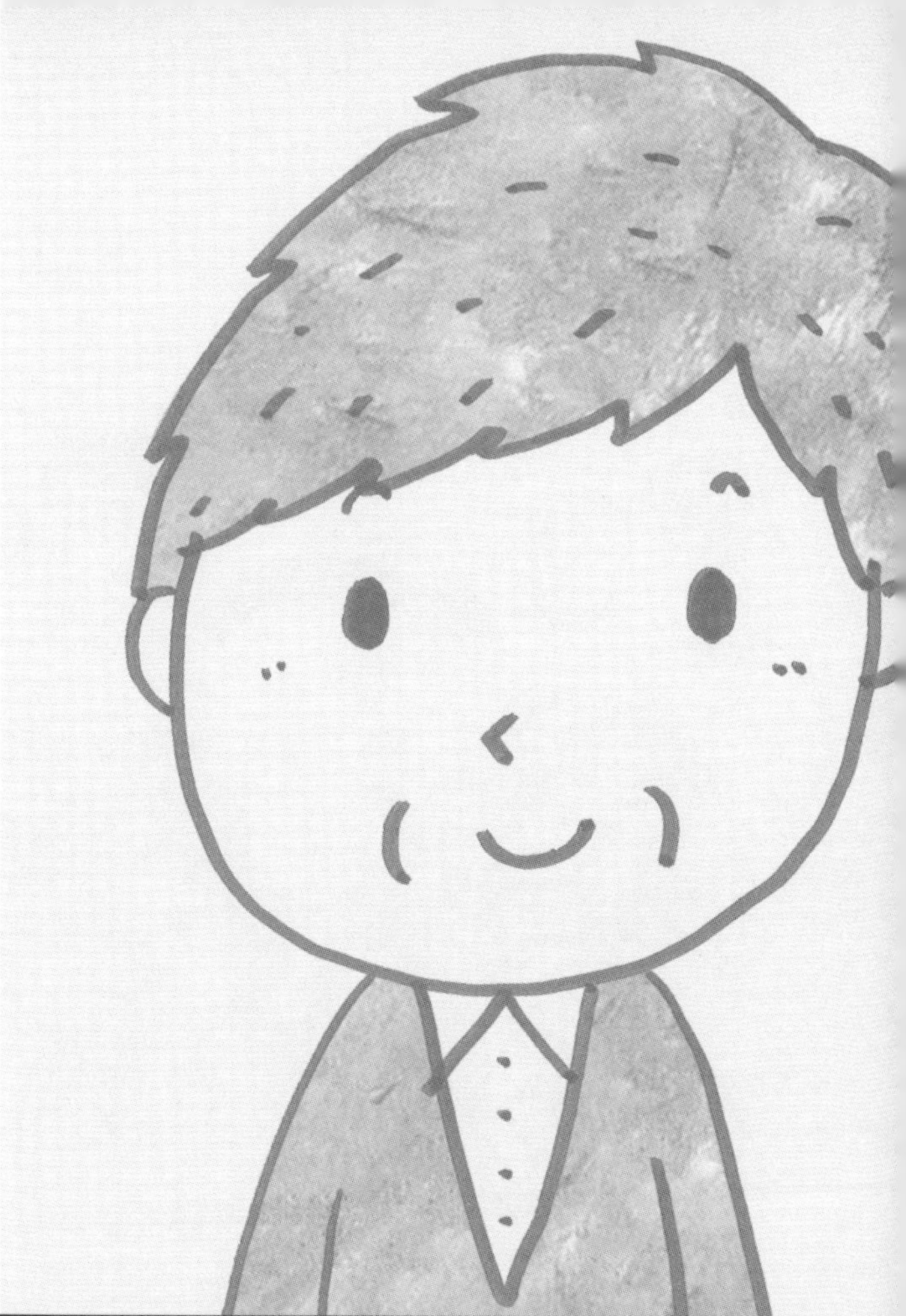

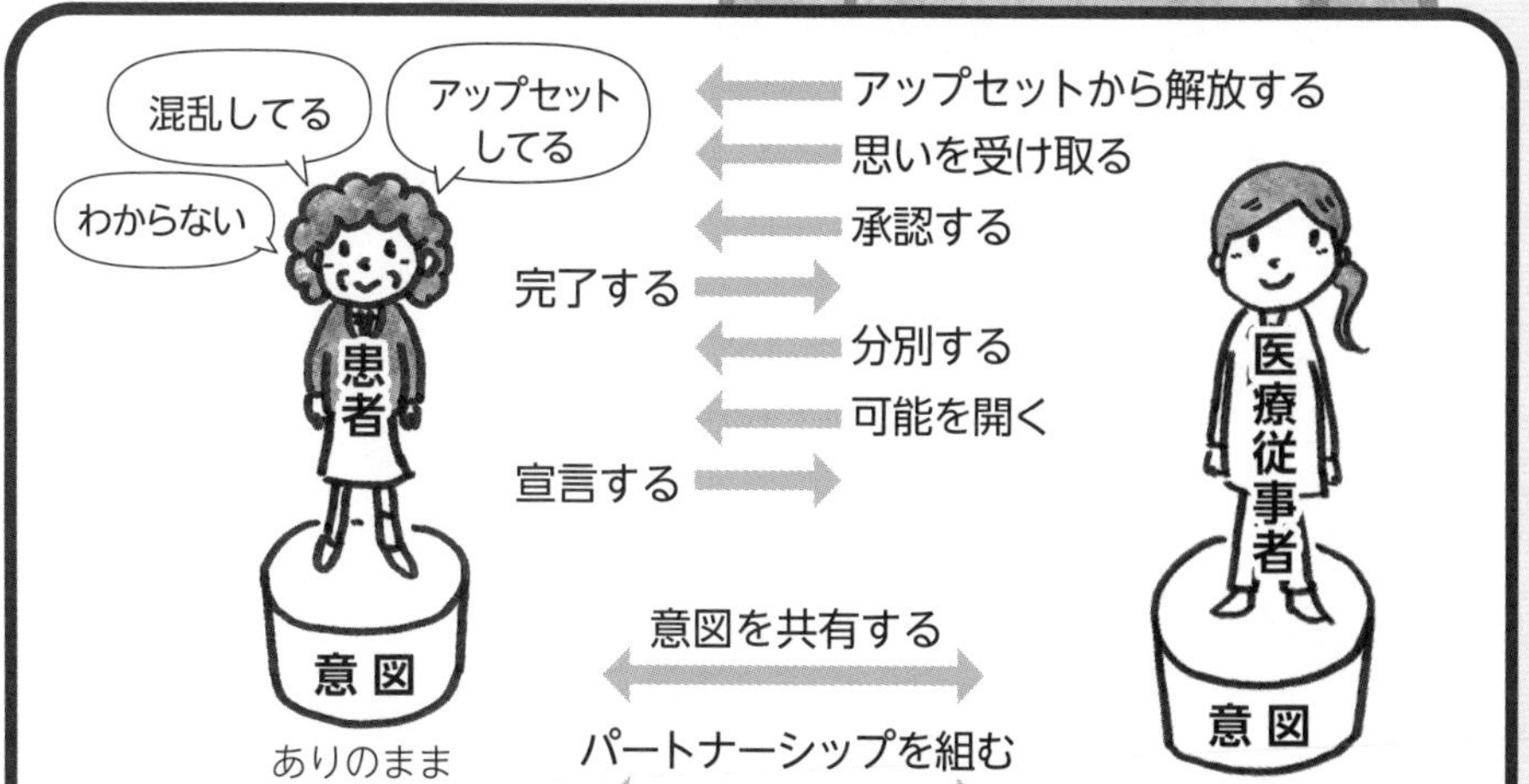

センス❶「パートナーシップ」

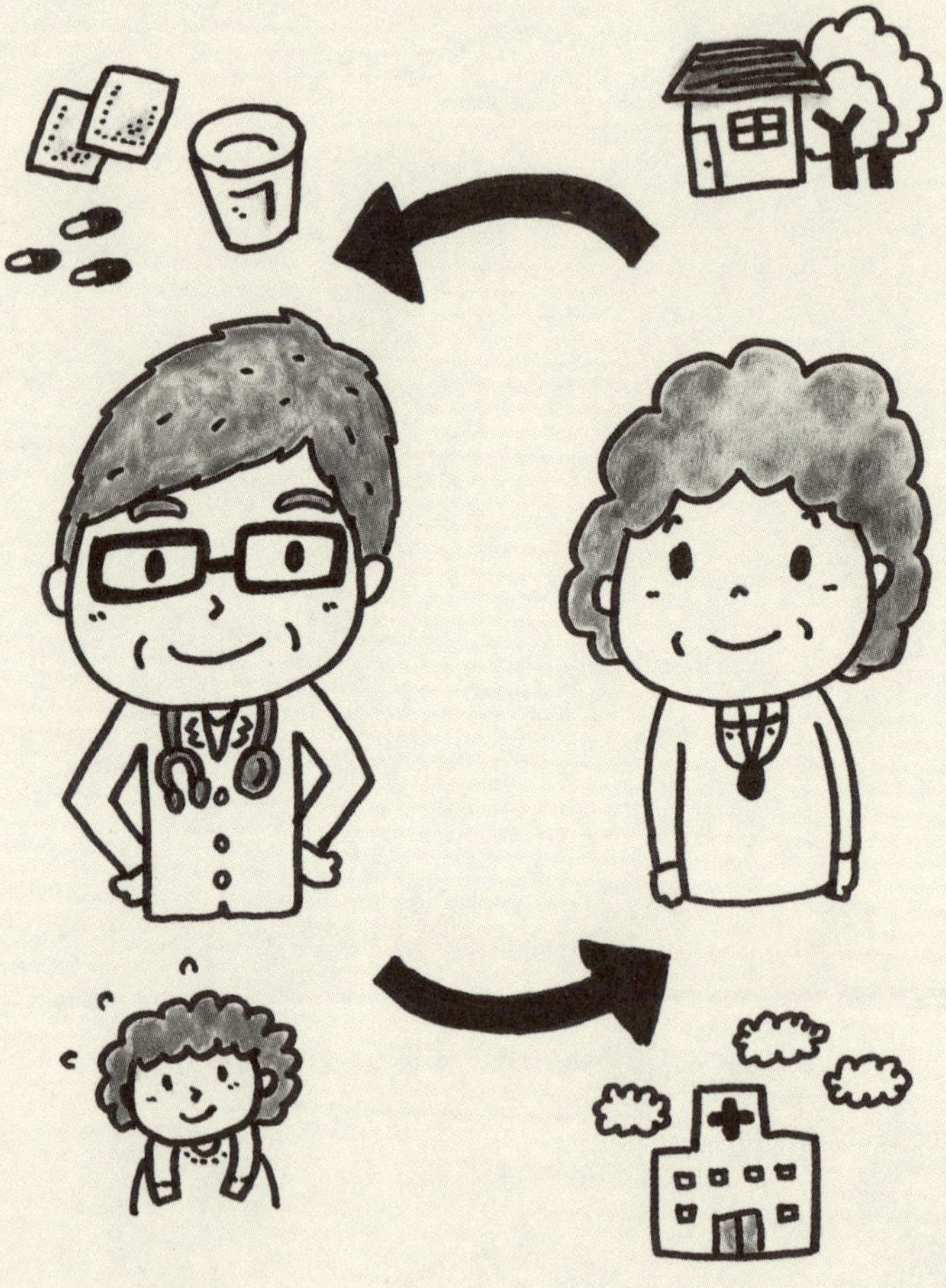

⑴結果を創る関係――パートナーというあり方

まず、みなさんも自分のこととして考えてください。誰か有能な強いリーダーシップがある医師や師長のもとで、自分から何か意見を言ってみようと思うでしょうか。自分はその医師や師長に、ただついていけばいいと依存しがちになりませんか。

自分がその人と対等なパートナーである関係で、自分の考えや意見を求められていると感じられたときには、人は自分の意見を言ったり、自主性や積極性をもった行動をすることが多々あるものです。

ここでいうパートナーという関係は、たとえ医療知識が同じでなくとも、それぞれが一つの目標に向かって力をあわせ、一緒に取り組んでいく対等な関係です。だからこそ、患者はその役割として、自分が主体的にどうすればよいのかを考えるのではないでしょうか。そして、その患者の役割とは、自分の病気を治す主体であり、責任者であり、主人公は自分であることの認識でもあります。

子どもと一緒に遊ぶシーンを思い出してください。「自分（立ち位置は上から）が子どもと遊んであげようとしている」ときは、子どもは「あれして、これして」としてほしいことを言い、遊んでもらおうとします。でも「自分が子どもと同じ位置に立って、一緒に遊ぼうとする」ときは、子どもも「こんなことはどうか」とか、「次はこうしよう」とか、きちんと自分の意見を言って、小さいながらも主体者になり、対等に遊ぶようになったことはありませんか。

自分の立ち位置（上から・下から・対等な）が、相手の立ち位置にも影響を与えるのです。だから、**センス❶「パートナーシップ」**で取り組むことが大事なのです。

⑵依存ではなく、自主性が生まれる背景

医療現場は医師・看護師など、医療従事者が、患者の上司もしくは神様のような存在になってしまうことが多いのではないでしょうか。というのは、患者の立場になると、自分で自分に何が起きているのかわからないし、自分の命をお預けし、助けてもらわないといけないので、そうなってしまうところがあります。特にその傾向は高齢の患者に多くみられます。もちろん、医療従事者が神様のようにありがたいと思っていることは、多くの患者の本音でしょう。

そして、医療従事者も指導する立場だし、相手を助けてあげたいと思えば思うほど、医療従事者が患者を治して「あげる」、今いるところから引き上げて「あげる」という立ち位置や目線になりがちです。この構造は生活習慣病診療では適切ではありません。なぜなら、生活習慣病の場合、他者依存ではなく、患者が、自ら主体的に取り組まないとよい方向には進まないからです。

常に「お任せします」「何とかしてください」「お願いします」「頼みます」という態勢になっていると、何かあったときには、医療従事者、もしくは、他人や自分の置かれている状況など、自分以外の何かのせいにしてしまいます。患者の態度は、自分の意志でやっていることではなく、医療従事者に言われてやっていることなので、自分の行動にも、その結果にも責任を取らないのです。

だからこそ、生活習慣病の診療現場では、いくつかの選択肢の中から、患者が選ぶということを意識的に創りだすことも必要です。**センス❶「パートナーシップ」**のスタンスで取り組むと、患者が自分で選び、自分に責任をもち、自発的な行動が生まれます。

(3)パートナーとしての約束と相互依存

最初に、この立ち位置を患者に理解してもらうことが、今後の診療にとってとても大切です。お互いの立ち位置、そして一つの目標に向かって一緒に取り組んでいく仲間であること、医療スタッフはチームであること、患者自身が取り組まないといけないことを明確にお伝えし、患者にも約束してもらうことが重要です。

ここで補足しておきたいのは、「依存」のない人は、この世に存在しないということです。

人は多かれ少なかれ、何かに依存して生きています。この場合、依存がいけないと言っているのではなく、生活習慣病診療では、依存は逆効果なので、結果を創る関係を意図して、あえて**センス❶「パートナーシップ」**を構築することが大事だとお伝えしています。その意味で、パートナーシップとは、健全な依存関係（「相互依存」）といえるかもしれません。

〈センス❶「パートナーシップ」を使ったコミュニケーション例〉

医師「はじめまして。私は医師の深尾と言います。

これから田島さんと一緒に治療に取り組んでいきます。

田島さんの症状は……（説明）

何か他に聴いておきたいことや私に伝えておきたいことはありますか？」

患者「わかりません」

医師「そうですか。何か聴きたいことが出てきたら、メモでもしておいて次回に聴くか、急ぐことであれば看護師に聴くなど、いつでも遠慮しないで聴いてくださいね」

患者「はい、わかりました」

ポイント

常に患者に「尋ねたいことは、遠慮しないで尋ねてくれたらよい」というメッセージを伝え、相手に「尋ねてよい」という許可を与えることで、相手は尋ねやすくなり、双方向のコミュニケーションに育っていきます。そんなことをしたら、患者の話を聴く時間が増えて、時間が取られて困ると思われるかもしれませんが、人は尋ねてよいと言われると自分で尋ねるべきことをしっかり考え出します。必要以上に会話が増えることもありません。尋ねないで、勝手な思い込みで行動を起こされることの方がタイムロスとリスクがあるので、しっかり尋ねてもらう方がよいのです。お互いの関係はパートナーなのですから！

センス❶「パートナーとしてのあり方」がもたらす効果

〈患者編〉「先生、何とかしてください」だったのが……

医療従事者は、現状を伝え、情報を与え、患者に選んでもらうというスタイルで進んでいく

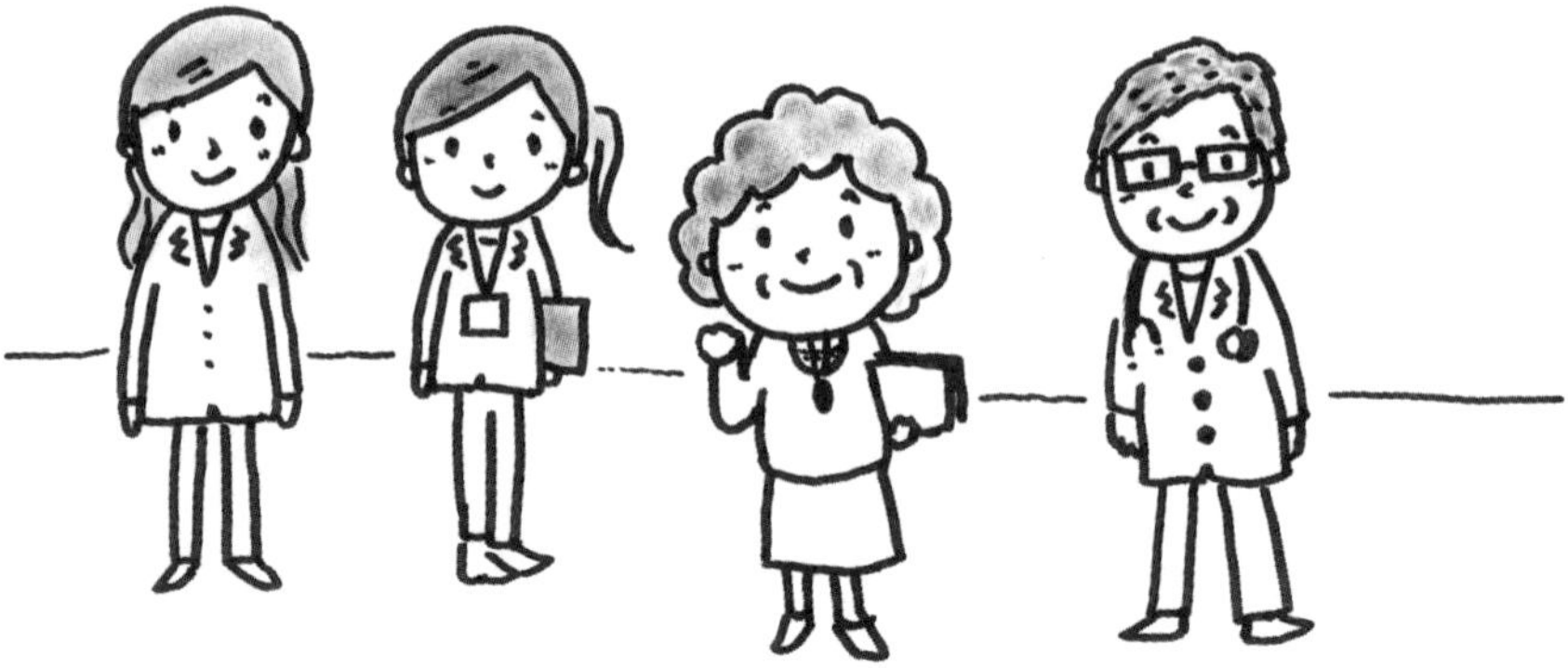

ことによって、今までよりも患者の自主性、積極性が自然に出て、医療従事者は精神的にも楽になるし、何より患者によい結果が出るようになります。

患者は、「自分もやるという立ち位置」に立つことで、治してもらうというような受け身ではなく、自分ごととしてとらえ、自分がやるとしたらどうしようと、自分で考え、自分で行動し、自分に責任をもつようになります。患者は自分に責任をもつからこそ、しっかり取り組むのです。

患者と医療従事者の双方が、**センス❶「パートナーシップ」**で取り組むことで、よい結果を創り出す効果を得ることができます。

〈医療チーム編〉「少しは、チームワークってものを考えてよ！」だったのが……

生活習慣病はチームで治療を進めていきます。その中で、リーダーに言われないと動かない、共有しない、自分の役割と他の人の役割を考慮しないような人も、**センス❶「パートナーシップ」**で取り組むと、チームの中での自分を認識しはじめ、自分の取るべき行動を自分で考え、行動するようになります。

このように、医療従事者もパートナーとしての立場から、自分ごととすることで、自分一人で抱え込んでしんどくなったり、自分の思いと判断だけで対応をする危険を防ぎ、お互いの信頼関係を育み、職場の人間関係もよくなります。そうなることで、医療従事者自身のストレスも減ります。

センス❷「意図」

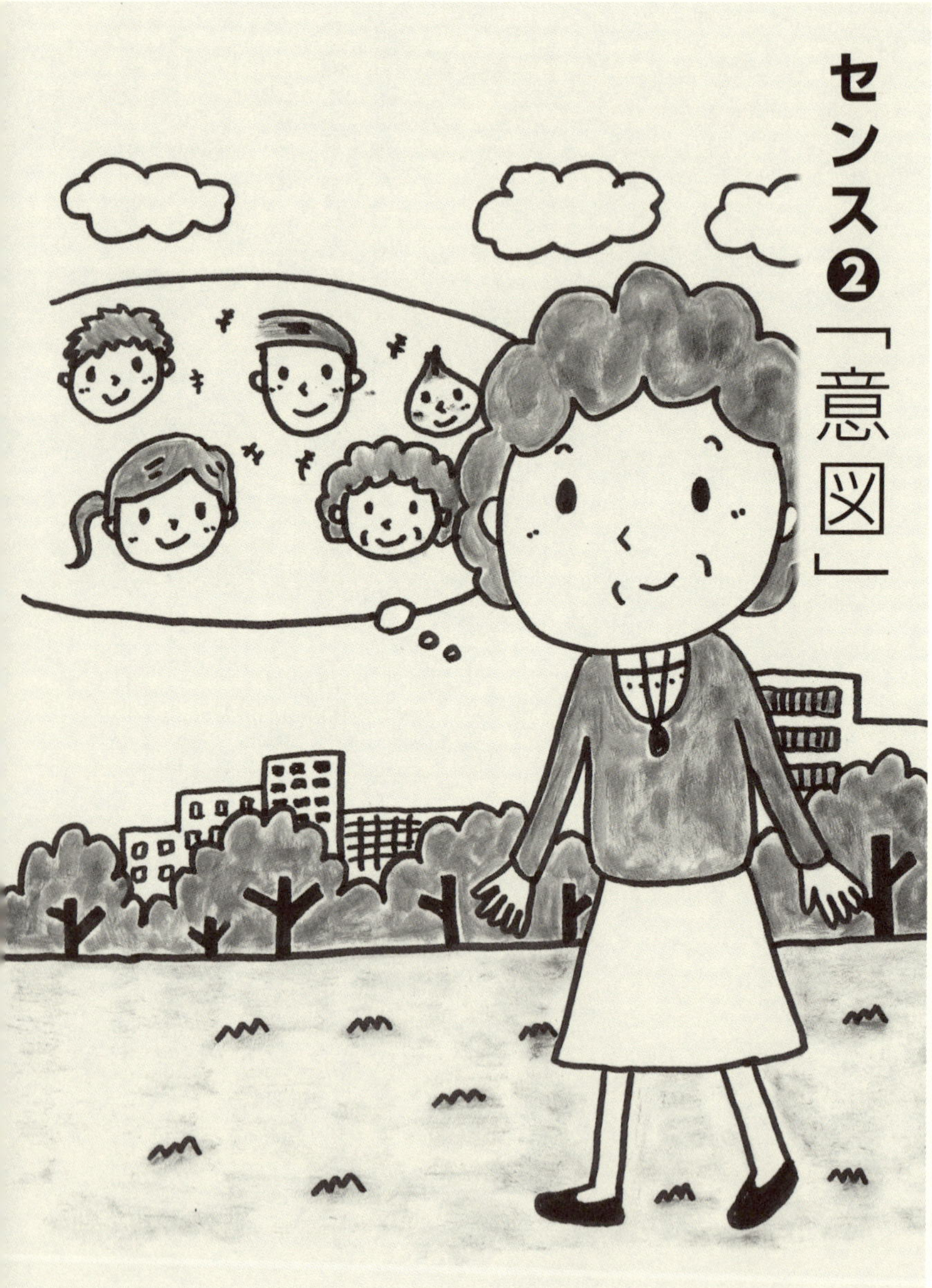

(1) あなたは、どんな人生を過ごしたいですか？

いつのまにか身についている生活習慣。長年、同じことを繰り返す日々が続いていたり、生活を改めようと思ってはみても、つい、日々の生活に追われ、変わらない日々を過ごしていることはよくあります。

そこで、患者にとっての生き甲斐を探ってみませんか。患者は何のために生きていて、どう生きていきたいのか。患者の生きる意味、またはどう生きたいのかを探ることは、患者の病気も含めた自分自身とどう向き合って生きていくのか、どんなふうに過ごすのかということとつながっていきます。

患者は自分の意図から自分を観察したときに、自分がどう行動したらいいのか気づくのです。自分の感情や反応で行動が左右されるのではなく、意図から行動を選んでいきます。そして、患者がどんな人生を過ごしたいと思っているか、と同時に、医療従事者もどんな人生を過ごしたいと思っているか、どういう仕事をしたいと思っているかはつながってきます。医療従事者も自分の人生にとって仕事がどういう存在であるのかを気づいたとき、仕事に対する姿勢も変わってきます。その気づきは医療従事者自身を力づけてくれます。

⑵意図って？

私たちは日常生活の中で、「あの人、意図的ね」というようなニュアンスの「意図」という言葉を聞く機会があるかもしれません。その場合の「意図」は、「作為的・策略的」なニュアンスで使われていることが多いです。

ここで使う「意図」は「方向性のようなもの」のことです。たとえば、会社でみると「経営理念」にあたります。会社は経営理念にもとづいて、目的や目標を立てて進んでいきます。人の場合は、「自分が何者でどこに向かって生きることを喜びとする人なのか」すなわち「生き（る）甲斐・命の使い甲斐」になります。

どのようにして意図を発見するのかというと、たとえば、「あなたが病院に行く」とします。「じゃあ、病院に行くことによって、いったい何を創りあげようとしていますか?」という問いかけに応えていきます。「創りあげようとしていますか?」は、普段は使わない表現ですね。コーチングでは、普段使わない表現をあえて使って、その人に意識的に取り組んでもらったり、違和感を感じてもらったりもします。人はその違和感に引っかかり、その聞いたことがない言葉から新しく考えはじめるからです。それに、「創りあげようとしていますか?」だと、主体が自分になり、未来のことになるので、前向きな取り組みに意識が向きます。

たとえば、「あなたは家族旅行に行って、何を創りあげようとしていますか?」と尋ねられ

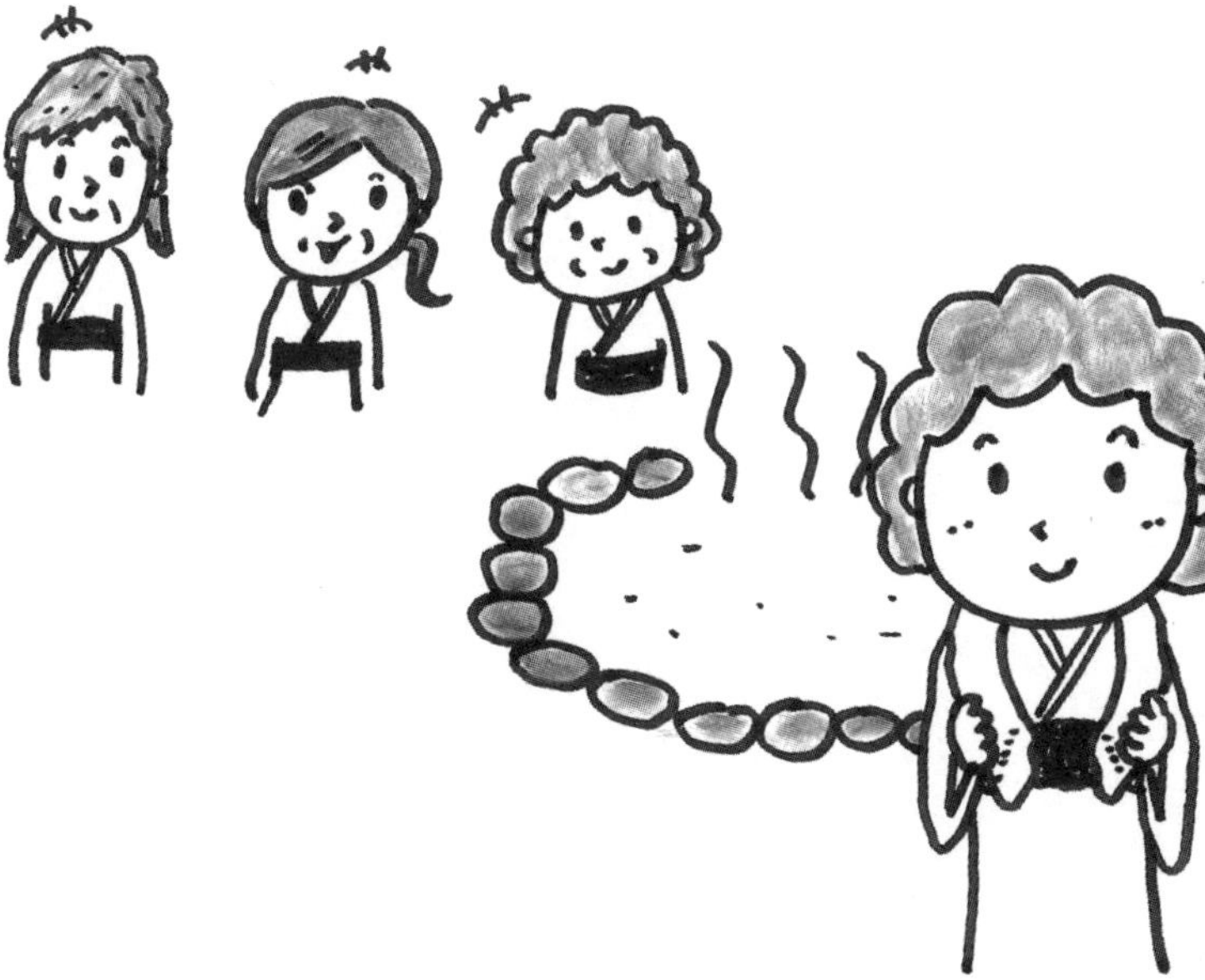

ると、「えっと、家族に楽しんでもらおうと思います」などと出てきますが、同じような質問でも「なぜ、あなたは家族旅行に行くのですか?」になると、「えっと、子どもが行きたがるからです」や「妻が最近、旅行に行ってないと不満だからです」など、「なぜ?」というような質問は、意識が過去や他人に向いてしまいがちなのです。そして、質問に答える相手は、頭で考えて話すのではなく、口に任せて話すような感覚で、直感で答えてもらいます。

ここに私の例を出します。「温泉に行きます」からはじまって、「温泉に行くことによって、いったい何を創りあげようとしていますか?」⇒「身体を休めます」⇒「身体を休めることによって、いったい何を創りあげようとしていますか?」⇓「リラックスを創ります」⇓「リラックスすることによって、いったい何を創りあげようとしていますか?」⇓「気分転換します」⇓「気分転換をすることによって、いったい何を創りあげようとしていますか?」⇓「気持ちのいい自分を創ります」⇓「気持ちのいい自分になることによって、いったい何を創りあげようとしていますか?」⇓「周りの人にも優しくする自分を創ります」⇓「周りの人に優しくする自分になることによって、いったい何を創りあげようとしていますか?」⇓「自分も周りの人も笑顔になることを創ります」⇓「自分も周りの人も笑顔になることによって、いったい何を創りあげようとしていますか?」⇓「そのまた周りの人たちも笑顔になることを創ります」……というのがずっと続いていって、最後は「世界平和を創ります」にたどりつきました。

そんなふうに答えている自分に「私っていったい何者!?」と、とても驚きましたが、この問いかけを続けることによって、自分が何を創り出したいのかその方向性が明らかになり、その方向性に沿って自分が行動していることで、自分でも不思議なくらいやる気が湧いてきます。逆にいうと、その方向性に沿っていないことをしているときは、なかなかうまくいきません。やっていても少しも心惹かれません。これはやってみないとわからないので、ぜひご自身で試してみてください。

人は「意図」することが、そんな未来につながっていると知っているのと知らないのとでは、ひとつのことをする甲斐も変わってきます。それをすることのずっと先まで探究して、そのことに取り組むことで、行動をやめていたことが動き出すことがあります。これも試してみてください。

また、物事がうまくいかないとき、自分の意図を見直すことによって、次に自分がどうしたらいいのかも気づかせてくれます。**センス❷「意図」**が次の行動を指し示してくれるのです。

〈センス❷「意図」を使ったコミュニケーション例〉

患者「最近、家庭菜園はじめたんや」
看護師「わぁ〜、いいですね。何をつくっているんですか?」
患者「プチトマトとキュウリ」
看護師「育ったら食べられますね」
患者「うん。野菜はあまり好きじゃないんだけど、自分でつくったら食べるやろ」
看護師「おぉ、素敵ですね。野菜を食べる工夫ですね」
患者「まぁね」
看護師「野菜を食べることで、いったい何を

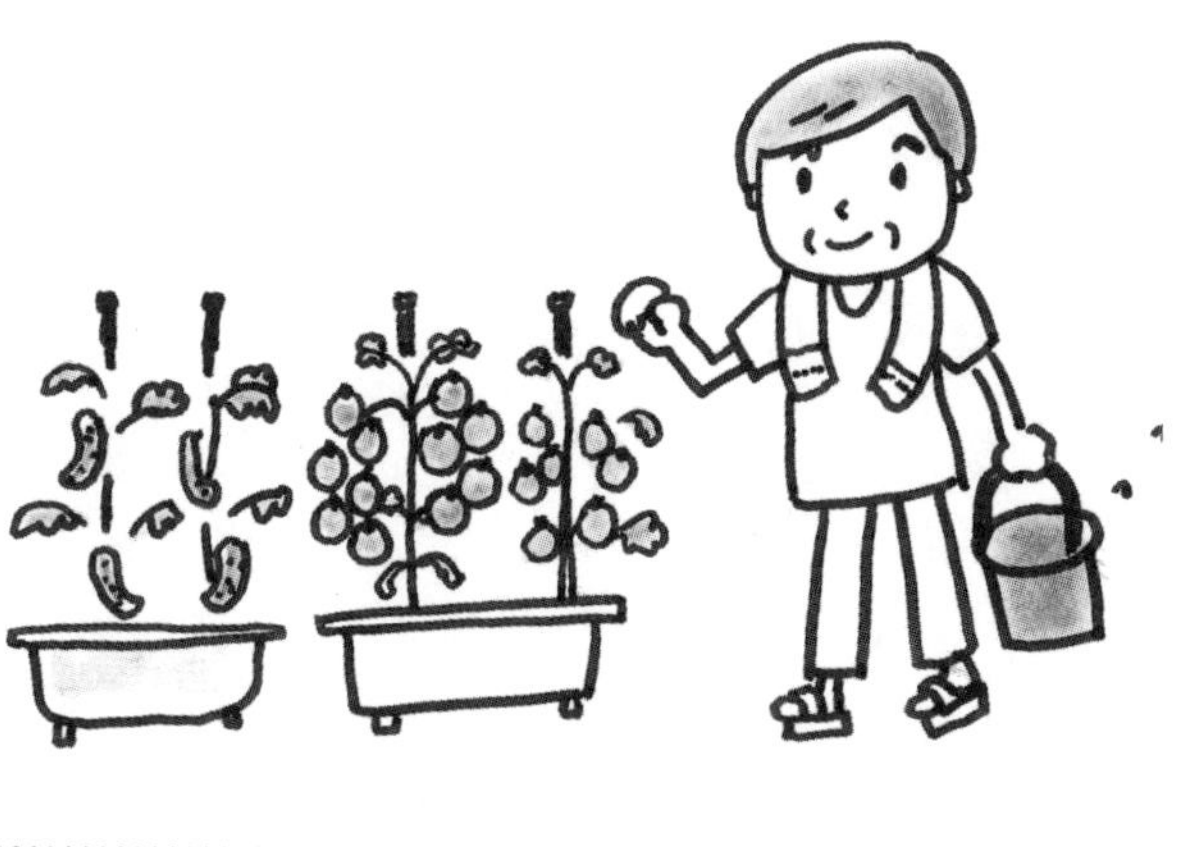

創りあげようとしていますか?」

患者「変な質問やな（笑）、そんなん考えたことなかった。そやな、やっぱり健康やろ」

看護師「健康ですね。じゃあ、健康になることで、いったい何を創りあげようとしていますか?」

患者「えっ、そやな〜、やりたいことをやれるようになりたいな」

看護師「ほぉ〜。やりたいことをやれることで、いったい何を創りあげようとしていますか?」

患者「まだ続くの。そやな、楽しく暮らしたいな」

看護師「うんうん。楽しく暮らすことで、いったい何を創りあげようとしていますか?」

患者「そやな〜、孫とも遊びに行きたいし……」

というように、患者がはじめに言葉にしたことから、問いかけていくことによって、イメージしていなかったものまで引き出せたこと、患者にとって、そのひとつの行動がこんなことまでつながっているということが力づけになります。これが**センス❷「意図」**です。

看護師「じゃあ、今まで出てきたいろんなことのためだったら、家庭菜園をする甲斐がありますね」

患者「そうやな。やる甲斐がおおありやな!」

ポイント

これは尋ねる医療従事者が、この患者は「やる人だ」という立ち位置や観点で聴くことが大事です。この「やる人」という言葉も、普段あまり聞かないかもしれません。似たような言葉で「やれる人」がありますが、「やれるかどうか」はやってみないとわからないことなので保証できません。また、「できる人」も同様で、「できるかどうか」はやってみないとできるかどうかはわかりません。ですが、「やるかどうか」は、その人が「やる」だけのことです。「やって、できなくてもＯＫ」なのです。まず行動の一歩として「やる」ことが大事だから、この患者はそれを「やる人」だというところから常にコミュニケーションをすると、相手からも言葉が出てきます。そして、この患者はどんなことを話すのだろうと、聴く側がワクワク楽しみながら聴くとさらに効果的です。

センス❷「意図」を明確にする効果

〈患者編〉「もうダメだ、やっぱりダメだ、自分にはできない」だったのが……

自分の意図に気づくことが、その人の行動を続けることのサポートになります。たとえば「なるべく元気に長生きをする」というのが意図だとします。その意図から行動を考えたとき、「スポーツクラブに行く」ということが浮かんできて、試したとしましょう。でも自分には合わず、続かなかったという場合、また意図に戻って、考え直します。

今度は「公園掃除のボランティアに参加しよう」と浮かんできたので、試してみます。公園掃除は公園が広いので歩いているだけでも運動になるし、そこに参加する人たちとお話をしていると気晴らしになって楽しい。これなら続いていくかもしれません。

こんなふうに、「意図」にもとづいて選んだ行動がひとつうまくいかなくても、そのときは「意図」から、またちがう行動を選べばいいだけです。「意図」がしっかりあると、次から次へと、「意図」が、自分が次にする行動のヒントをくれます。ですから、自分の「意図」をしっかりもっておくことが大事なのです。

〈医療チーム編〉「おぉ〜、チームワークがとれてきた」

医療チームで対話をしているとき、さまざまな意見に鋭く分かれると、険悪な雰囲気になったり、時間がないと結局、力のある人の意見に押し切られたり、今までと何ら変わらなかったりという経験はありませんか。

さまざまな意見が出る議論というのはとても好ましいものです。そして、どの意見を選択するのかというとき、日頃の関係や自分の感情で選ぶのではなく、チームの意図からみてどうかなど、チームの意図から選ぶことが大事です。

そして、チームの意図からみただけではなく、ときにはこの病院の意図からみたときはどうだろうと、さらに医療のもつ意図など、もっと大きなところをみる観点も必要です。一人ひとりが他の人と一緒にやっていくときに、自分はこのチームの意図からみてどんな行動をとるのか、その**センス❷「意図」**から自分の行動を選択するようになると、チームとしてのまとまりも出てきます。

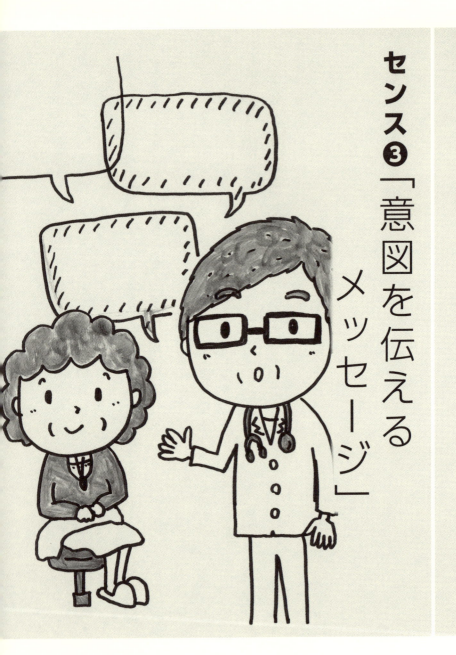

センス❸「意図を伝えるメッセージ」

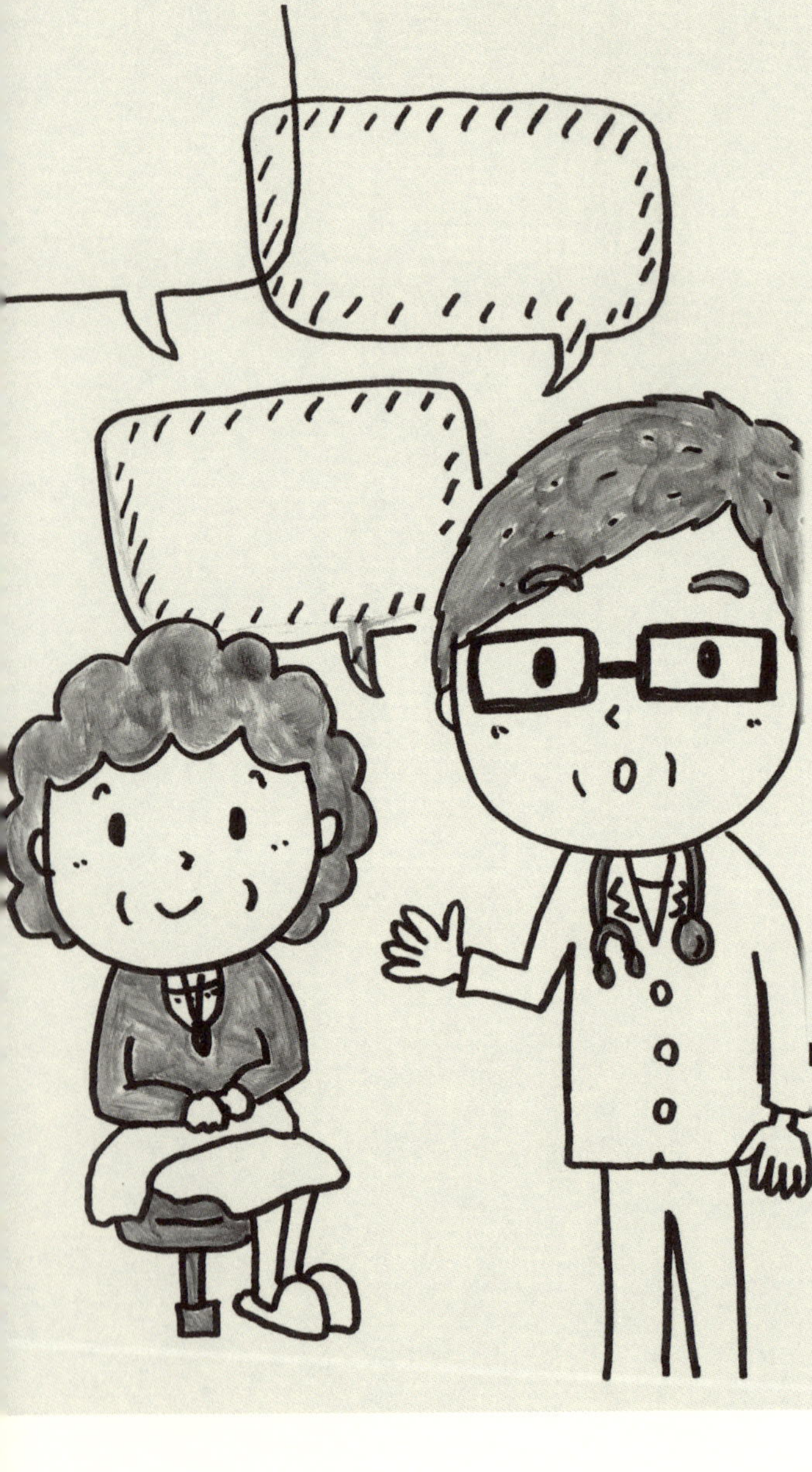

(1) 普段の話し方は、逆効果……

私たちは、仕事でも日常生活でも、ほぼすべてにおいて、「田島さん、こうしてください」「田島さん、もっとこうした方がいいですよ」などと、言われることが多いです。そう言われて、どうお感じになりますか？

もちろん、相手はよかれと思って言ってくれているとしても、だいたい自分でもわかっていることを言われていることが多くはないですか？

また、知らなかったことをそう言われても、「さあ行動しよう」につながりますか？

人は、まず、他人に「あなた（田島さん）は…こうでしょう」と決めつけられたり、「あなたは…しなさい」と押し付けられると、カチンときたり、抵抗感をもったりします。中には「あなた」と言われることに慣れて、「あなた」と言われないと自分で行動できない人もいます。こういう人はいつの間にか依存体質になっているのです。この呼びかけも、自分で考えることを放棄させ、他人に依存させやすい体質を助長することにもつながります。

ではどう話しかけたらいいのかと言うと、「私」ではじまる文章で話しはじめ、そのコミュニケーションの「意図」を伝えること（**センス❸「意図を伝えるメッセージ」**）をおすすめします。

「私は、田島さんに少しでも楽に治療を続けてほしいと思っています。だから、田島さんの負担が少なく、症状がよくなるような方法はないかと一緒に探したいのです」と言われると、言われた患者は、「この先生は、私のことを考えてくれているな」とか、「あぁ、自分も頑張らないとな」というように、自分ごととして受け取りやすく、また、この人はどういう意図で自分に話してくれているのかをつかむことができ、どうしていこうかと方策を考えはじめます。

また「私もね、田島さんへ気持ちのよい対応をしたいと思っているんです。それなのに、いつも田島さんに会うと、つい心配がまさって、ああしろ、こうしろと指示命令形が多くなって、田島さんにストレスをかけてなければいいなと思っているんです」など。こう言われると、いつも指示命令形の言葉が多い医療従事者でも、患者には普段伝えてなかった医療従事者の意図が伝わり、患者との距離も縮まります。

毎回、このメッセージで伝える必要はありませんが、肝心な言葉や、医療従事者側の気持ちや意図・背景などは言わないと相手には伝わっていないので、このようにお伝えすることをお勧めします。

⑵自分で考えて、自分で行動することを創り出せるメッセージ

このメッセージの特長は、発信する側が、自分はどういう意図からこのメッセージを相手に伝えようとしているのかを明らかにし、今、現実に起きていることや、そこから起きている影響を伝え、発信する側の偽《いつわ》らない気持ちを伝えます。

このメッセージの公式を書くと、

⑴背景・意図・ビジョン
⑵具体的事実・行動
⑶具体的影響
⑷偽らざる気持ち

となります。

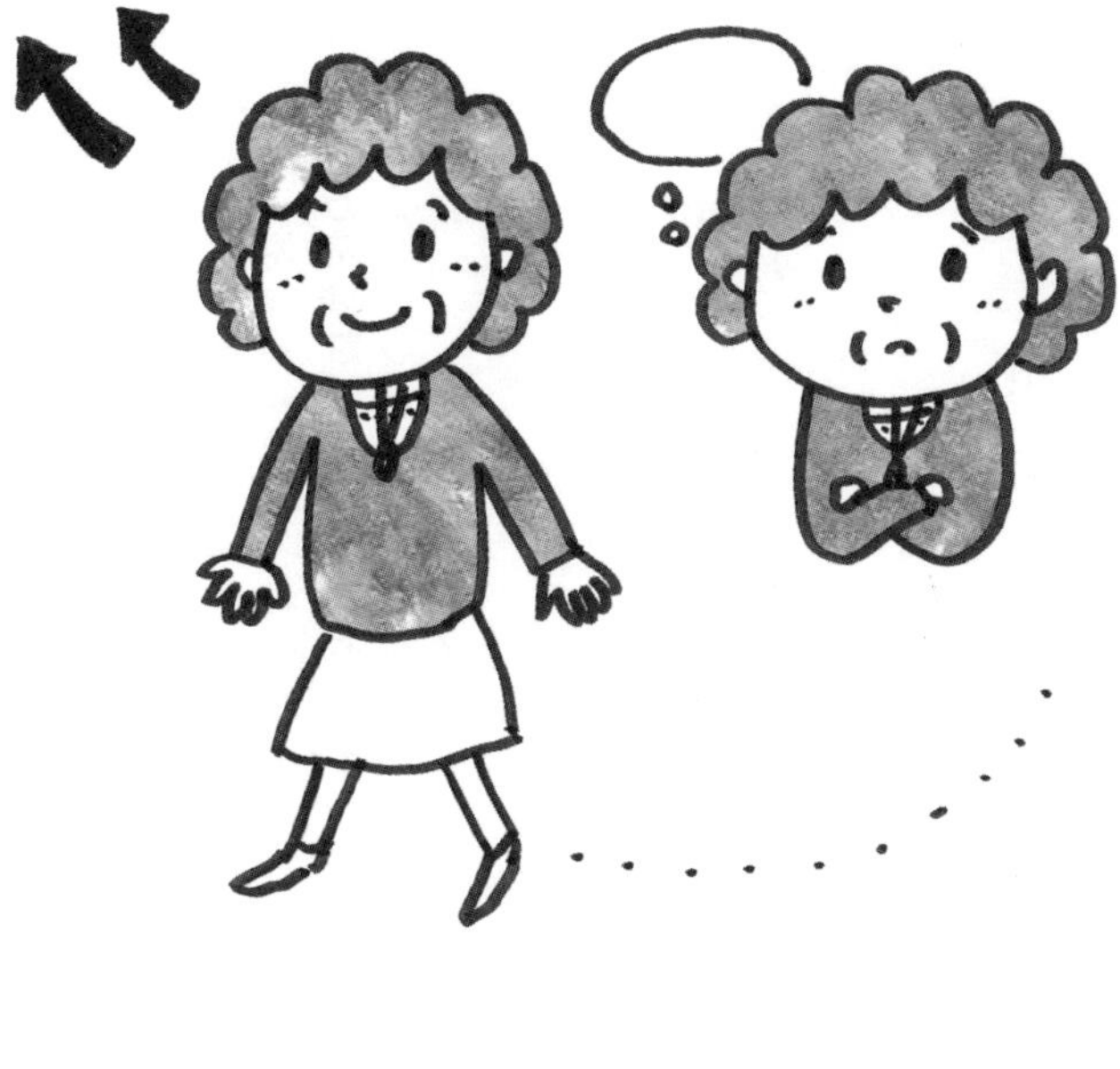

このメッセージは、この順番で相手に伝えると、相手が自分で考えて、自分で行動することを創り出すサポートをします。

たとえば、

(1)私は田島さんが運動を続けにくいのなら、何か他にいい方法はないかと考えています。
(2)数値を測ってみると、
(3)今のままでは改善していく方向にはほど遠く、
(4)どうしたら、田島さんに合う治療法が早く見つかるかなと思っているんです。

いかがですか？　こんなふうに言われると、患者も一緒に考えて、一歩踏み出す気持ちになると思いませんか？

このセンス❸**「意図を伝えるメッセージ」**を伝えようとすると、慣れるまでは、それぞれの要素（「背景・意図・ビジョン」、「具体的事実・行動」、「具体的影響」、「偽らざる気持ち」）を先に自分で考えておく必要があります。それがわかっていないと、このメッセージを伝えることはできないのです。今までは、そんなことまで考えたこともなかったかもしれませんが、自分が話そうとするメッセージの要素を考えることによって、対話をすすめようとする自分の意図を探ります。

自分の意図を探るということは、自分がそのメッセージを伝えたい相手と、どのような関係を創りたいのかを気づくことでもあり、そこに立つことでもあります。相手が自分とどうしたいと思っているかは、相手に尋ねないとわかりませんが、自分が相手とどのような関係を育てたいかは、自分のことだからわかりますよね。「意図を伝えるメッセージ」は自分を伝えることでもあります。そして、メッセージを伝えた後に「相手はどう思っているのか」、「相手から聴く」ことも大切だと覚えていてください。

センス❸「意図を伝えるメッセージ」は、もちろん公式の順番で伝えることが効果的ですが、いつも公式通りに伝えなくても、それぞれの要素をその時々のケースに合わせ、しっかり伝えるだけでもちがってきます。

まずは、自分が相手に伝えたい要素を考えることから取り組んでみてください。

〈センス❸「意図を伝えるメッセージ」を使ったコミュニケーション例〉

センス❸「意図を伝えるメッセージ」は、自分が使うだけではなく、患者からそのメッセージの要素を聴くことでも、とても効果があります。

患者「一部上場企業に勤めていて、事務職として働いているのですが（背景）、見た目は健康そうに見えるので、病院に行く休暇が本当に取りにくくて（具体的事実・行動）、なかなか思う時期に予約が取れなかったりして（具体的影響）、精神的にとてもしんどくなるんです（偽らざる気持ち）」
看護師「そうなんですね。確かに、見た目に現れる病気ではないので、周りの方の理解を得るのに気を遣いますよね」
患者「そうなんです」
看護師「ほんとですね」

　ここで患者の気持ちをしっかり受け取ります。患者が自分をわかってもらえたと感じる「間」をとることが効果的です。

「間」をとることの効果
・相手が言ったことを受け取り、内容を味わい相手を理解する時間になる。
・話した側は「この人は、自分を理解しようとしてくれている」と感じる。
・話した側も、自分が話した内容を振り返る機会になり、口に出して言ったことで、さらに気づくことがある。

看護師「田島さんにとって、仕事も治療もどちらかと選べない大事なことでしょうが、今、ご自身が大事になさりたいことや、これから何を大事にして生きていきたい（意図）ですか？」

患者「うーん（自分で考える）」

ここで医療従事者側の意図を伝えるのではなく、患者の意図を聴くことが大事です。患者も自分の意図がみえてくると、そこから自分がどんな行動をすることが、それにかなうのかが、みえてきます。

ポイント

センス❸「意図を伝えるメッセージ」の要素を尋ねていくことで、尋ねられた側は自分の中で整理整頓されていき、感情から自分の行動を選ぶのではなく、意図から自分の行動を選ぶことをサポートされます。

センス❸「意図を伝えるメッセージ」がもたらす効果

〈患者編〉「そんな言い方されると、腹が立つ」だったのが……

医療従事者が、いつも自分をきびしくチェックして、「ああしなさい」「こうしなさい」と指示命令ばかりする。それが仕事だし、「できていない自分が悪いのだから仕方ない」と患者は思ってしまいます。それが積み重なって、患者は、病院に行くのが嫌になったり、自分はダメな患者だとレッテルを貼って落ち込んだりしてしまいます。さらには、医師の指示を守れなかったりして、悪循環に陥り、苦しんでいる方も少なくありません。

これに対して、医療従事者は、そんなことをいちいち言わなくても患者はわかっているだろうと思うかもしれませんが、患者は医療従事者が、どういう意図で自分に言ってくれているのか、それほどわかっていないのが実情です。患者は、医療従事者の意図まで汲み取る余裕はないのです。自分の病気の改善のために言ってくれていると漠然と思っていても、それをしっかり受け取ることはできていません。ですから、繰り返しその意図を明確に伝えることで、患者は、より安心して治療に取り組めるのです。患者の立場は、とかく自尊感情や自己肯定感が低くなりがちですから、できていないことを責められているように聞こえたりしがちです。医療従事者は、常に、丁寧に意図を伝えることを心がけることが、お互いの関係性の向上につなが

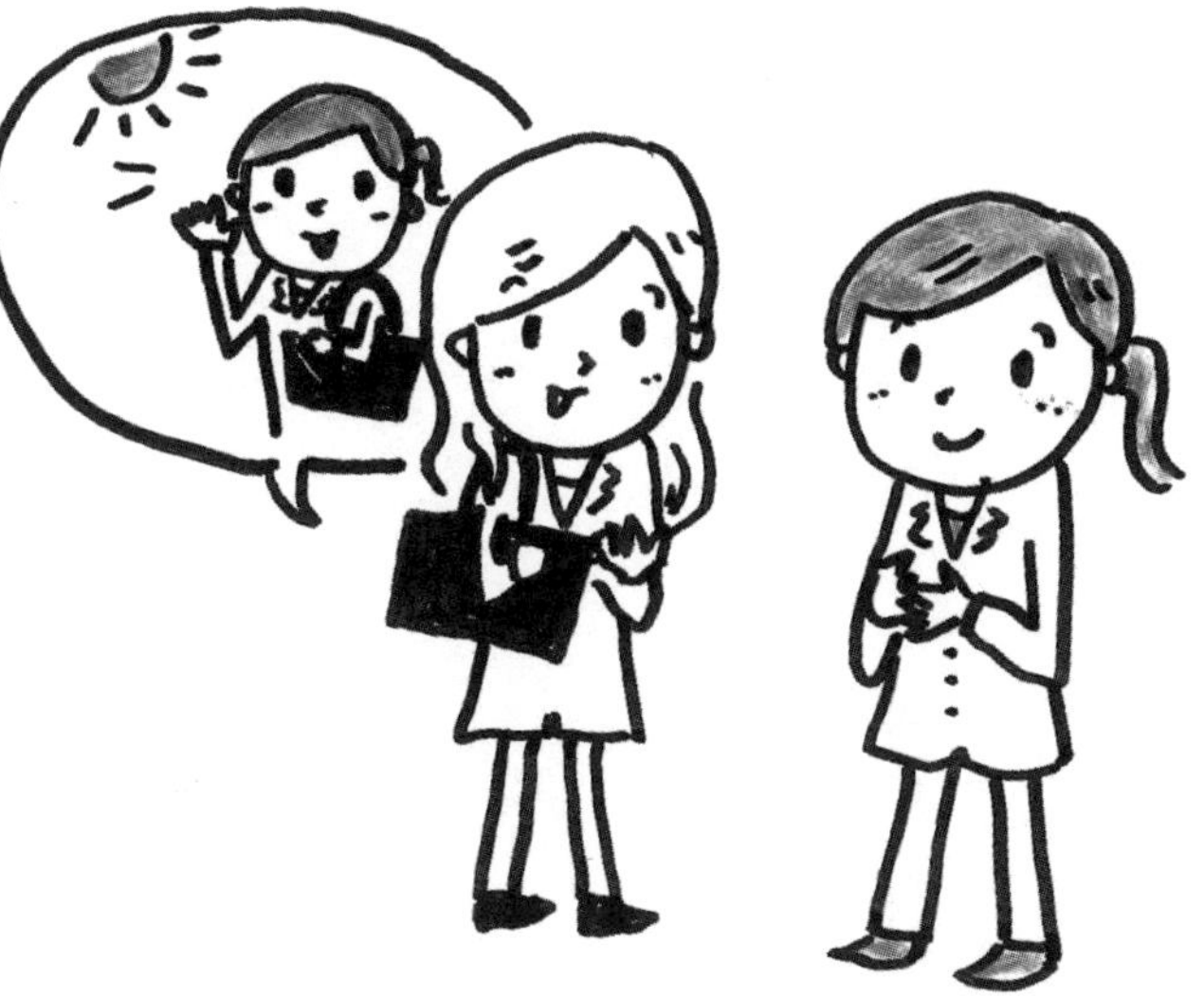

ります。

〈医療チーム編〉言い方を変えただけで、相手も変わるし、私も元気♪

医療チーム内では、そんなに詳しく丁寧に言わなくても仲間に通じているだろうと思っていても、やはり明確に言葉にしないと相手にきちんと伝わっていないことは多いものです。

「私ね、気持ちよく働きたいと思っているから（意図）、山田さんの挨拶を聴くと（具体的事実）元気になれて（具体的影響）うれしいの（偽らざる気持ち）。ちょっと疲れが残ったまま出勤してきても（背景）、山田さんが思いっきりの笑顔で明るく挨拶しているのを見ると（具体的事実・行動）、私もがんばらなくてはと思えるのよ（具体的影響）。いつもありがとうね（偽らざる気持ち）」とチームメイトに伝えてみると、おそらく相手は言われるまで、そんなふうに自分のことを思ってくれているとは知らなかったでしょう。言葉にしてはじめて、相手に伝わります。

感謝の心も自分の心の中だけに留めておくのではなく、言葉にして表現してみましょう。伝えることで、相手との関係性がどんどん育っていきます。

また、この**センス❸「意図を伝えるメッセージ」**は、相手が上の立場の方でも、下の立場の方でも、立場に関係なく伝えることができるので、とても便利です。ぜひ活用してみてください。

そして実は、言い方を変えただけではなく、その人のあり方が変わっていったということが起きているのです。

コラム①サービスかホスピタリティか……

昨今、医療現場に本筋から離れたサービスを求める患者が増えてきたと言われますが、私は、医療が提供すべきは、サービスではなくホスピタリティではないかと考えています。「ホスピタリティ」の語源はラテン語のHospics（客人等の保護）。中世ヨーロッパで病気やケガを患った十字軍の兵士や旅人を看病するために教会がつくった施設をHospice（ホスピス）と呼ぶようになり、英語のHospital（病院）に変化したと言われています。日本ではおもてなしと訳されますが、本来は対等な関係の中で相手に寄り添い、自分に何ができるかと探究した後に行う無償の行為と、そこから生まれる双方向の関係性を表す、まさに医療の現場で生まれた概念です。

一方、同じくラテン語のservus（奴隷）を語源とする「サービス」は、主従関係における一方的な価値提供、つまり奉公や屈従といったニュアンスで使われてきました。「ホスピタリティ」と「サービス」では、生い立ちからしてまるで異なる価値観であることがおわかりいただけると思います。私自身は、ホスピタリティのある対応を常に心がけています。

さて、みなさんは何を大事に生きて、相手に何を届けたくて、どんな行動をされますか？

センス❹「アップセット」

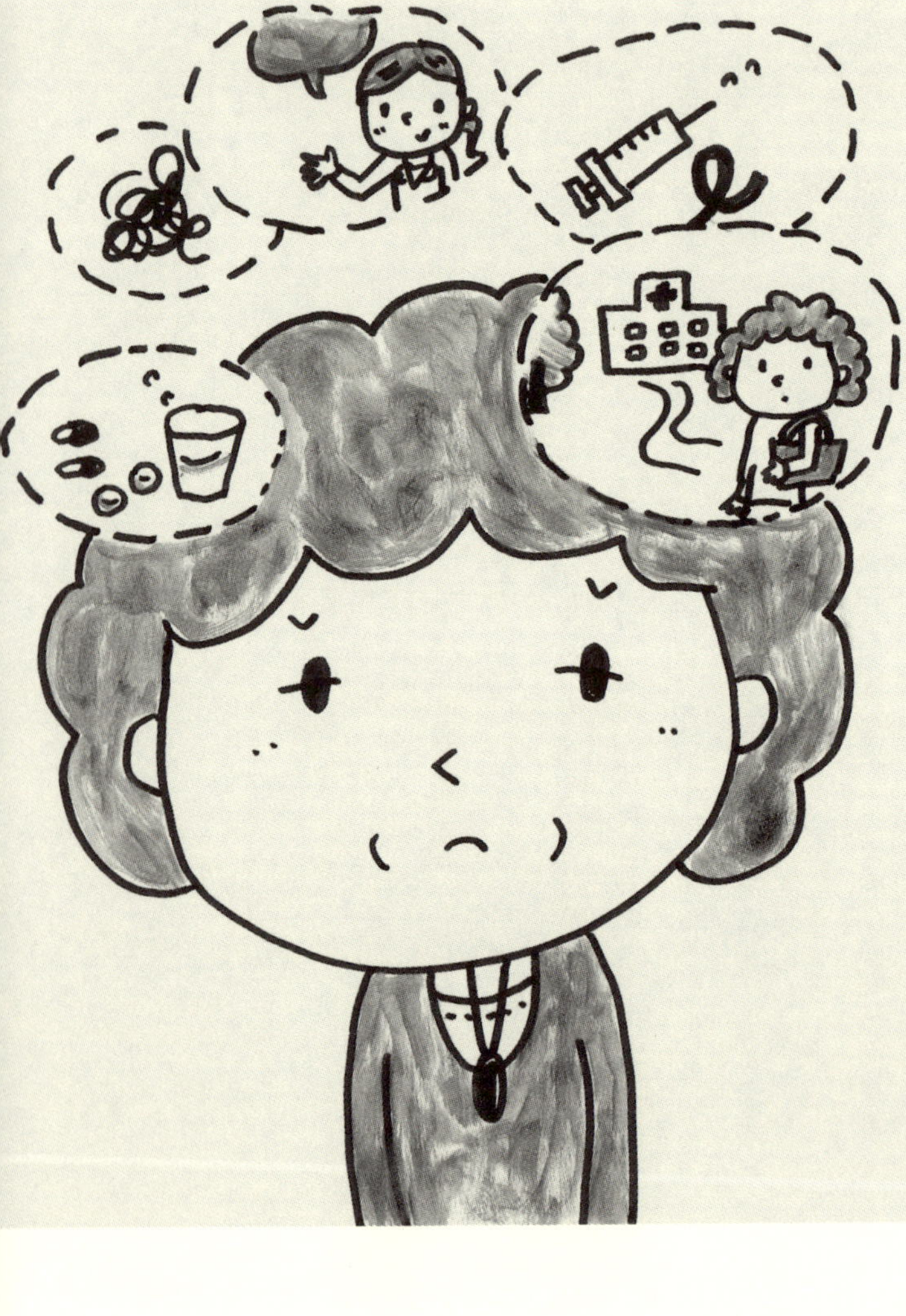

(1) 混乱・動揺・取り乱しから、解放される

アタフタ、アタフタして一目見て、取り乱しているのがわかる患者。傍目《はため》には落ち着いて見えるけど、頭の中は真っ白な状態の患者。

病院に来られている患者は、ものごとを適切にとらえられない、扱えない状態の方が少なくありません。それももっともなことです。患者にとっては未知の世界で、これから自分に起こることは恐怖に近いことかもしれないし、耳の痛いことを言われる嫌な時間かもしれません。

コーチングでは、ものごとを適切に扱えない状態のことを「アップセット」と言います。「セットアップ」という言葉は聞かれたことがありますか？　辞書を引くと「立てること。据えること。組み立てること」と載っています。

パソコンをまず購入するとセットアップするように、パソコンを使える状態に整えます。会議をする場合であれば、会議用に部屋を整えたり、資料を用意したりします。そのように、ものごとが適切に行えるように段取りを整え正常に扱える状態になっているのがセットアップです。

アップセットはその逆です。アップセットとは、右記で述べたように、「ものごとを適切に扱えない状態のこと」と、つまり、起こっていることにしっかり向き合えず、何が今、一番重要なのか、これからどうすればよいのかなど、その考えや心の準備、正常の判断などがうまく

できない状態のことです。

アップセットは、「自分が病気だった」「一生、病気とつきあっていかないといけない」「合併症が恐ろしい」などの恐怖や不安、ショックによっても心の動揺からおこります。「注射を打たないといけないと思ったけど、薬だけでよかった」「月に1回通うだけでよかった」など、うれしかったり、浮かれている状態でもアップセットする人もいます。また「どうしてこんな言い方をされないといけないのか」とか、怒りからもアップセットする人もいます。もちろん、自分でも気づかず、病院に来ているだけでアップセットしている人もたくさんいらっしゃいます。

アップセットした状態だと、医師や看護師の言葉を的確に理解・記憶できず、家に帰ったときに、「あれ、先生、何て言ってたかな?」と結局、何も覚えてなかったり、指示をところどころ漏らして覚えていたり、自分に都合のいいように解釈していたりするものです。だから、そんな状態のまま話をしても、相手はしっかりと聴き取ることはできないし、覚えておくことも困難です。

それに、アップセットしていない状態でさえ、人は自分の聞きたいように聞くという、やっかいなところがあります(**センス❽「分別」**参照)。自分に甘い人は、他人からの言葉も甘く言われているように聞こえます。自分に厳しい人は、他人からの言葉も自分に厳しく聞こえます。

診察に来られているときは、すでに通常の状態ではないと考え、いつもより、より丁寧に、大切なことは繰り返し、患者は言ったことをきちんと理解しているか、確認しながら伝える必要があります。

まず、医療従事者に求められているのは、患者が常にアップセットになっている可能性が高い状態だということを認識して対処することです。そして、医療従事者が、そのような患者の状態に「無自覚」でいると、患者の混乱や動揺、取り乱しは、知らないうちに医療従事者にも伝播していたりします。人は相手の状態に引きずられやすいところがあるからです。ですから、医療従事者自身もそのような状態でないかを、時々、自

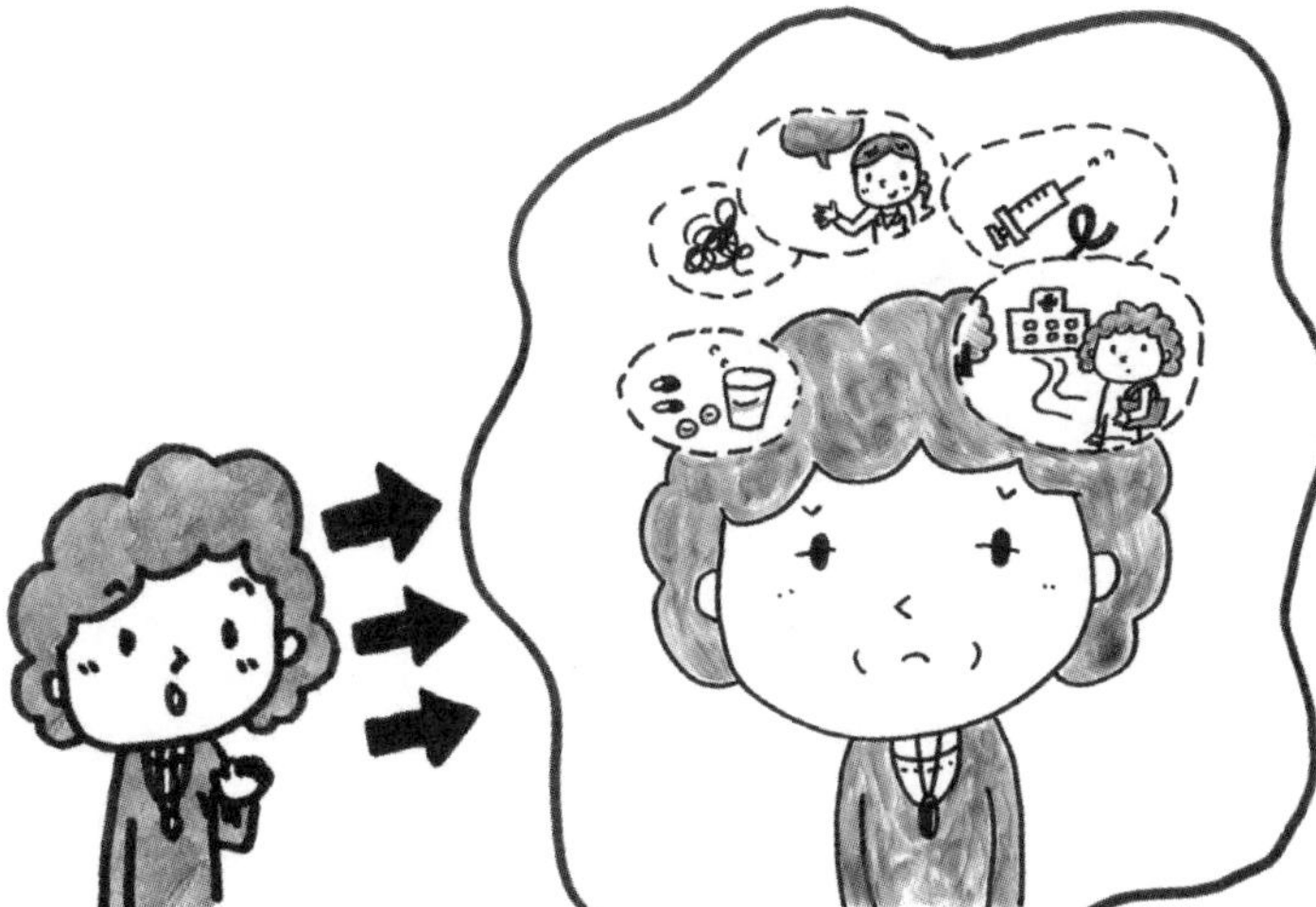

分でチェックして、自分の状態を常につかんでおく必要があります。

⑵ ひと呼吸おいて……

患者が冷静に、事実を聴き取れるようにするには、まずは患者の中にあるひっかかりを口に出してもらうことで、その対話はうまく機能します。そのとき聴く側としては、**センス❺「受け取る」**で書いているように、ただ受け取りながら聴きます。患者はそのままの状態を受け取ってもらえると、だんだんと自分がアップセットしていたことに気づき、そこから解放されることができます。

また、医療従事者自身も適切な状態を創るためには、まずは「自分がアップセットしているか、していないか」自分の状態を知ることです。これは、もう一人の自分が外側から自分を眺めているかのように、自分を客観的に見ることができたとき、それだけで、今の自分の状態をつかみ、アップセットからおりることができます。

医療従事者にとって大切なことは、自分や相手がアップセットしている状態だと気づくトレーニングからはじめることです。自分がアップセットしている場合だと、「アップセットしてる」と口に出してみることで、自分を客観的につかみやすい状態を創り出せます。また、相手がアップセットしている状態だと、相手にその状態であることをつかんでもらうために、その方に今、どんなことが自分の身体や心に起きているのかを話してもらったり、深呼吸して呼吸を整えてもらったりするといいでしょう。

そして、その状態が「良い・悪い」ではなく、それぞれその状態をそのまま受け取り、そこでひと呼吸を取ることによって、医療従事者自身も相手の状態に引きずられずに、ものごとを適切に扱える状態になります。

ここでのポイントは、冷静になるかどうかということではなく、ものごとを適切に扱える状態になるかどうかです。自分がものごとを適切に扱える状態になればＯＫです。

ものごとが適切に扱えるということは、医療現場において常に最も重要なことではないでしょうか。

〈センス❹「アップセット」を使ったコミュニケーション例〉

医師「この1か月、いかがでしたか」
患者「変わりないです」
医師「そうですか」

で、終わっていませんか？
カルテばかりを見ずに、患者をしっかり観ていますか？

実はこれは実際にあった話です。
少し認知症が入っている抗がん剤治療中の患者が処方された薬があわず、1か月で体重が10キロ近く減るということがありました。この人には付き添いの方がおられ、体重が減った事実を申し出られたので、薬を変更してもらい、もとの体重に戻ったということがありました。このようなことは、どこにでも起きがちなことです。
医療従事者側にすると、たくさんの患者がいて、たまにしか来られない患者のちがいまで覚えておくことは困難です。ですから、患者の言葉を安易に鵜呑みにせず、「どう変わりないのか」「体重は」「血圧は」「検査データは」など、細かいところを確認し、その数字についても、患者が数字の意味を理解できるようなコミュニケーションを取ることが大事です。

患者は何か問題があるから病院に通っているにもかかわらず、「大丈夫です」「変わりないです」と元気を装いがちなところがあります。特に高齢者に多く見られるように思います。

ポイント

「何が大丈夫なのか」、「どこが変わりないのか」、しっかりと尋ね、事実かどうか確認しましょう。病院に来られるだけですでにアップセットしている人は多いものです。医療従事者の適切な対応で、**センス❹「アップセット」**から解放されることができます。

センス④「アップセット」からおりることの効果

〈患者編〉「キャー、どうしよう?」アタフタ、アタフタが……

患者はアップセットしていると、せっかく自分に説明してくれている言葉も、そのまま受け取れませんし、行動もなにかチグハグでミスや怪我につながるようなことをしがちです。

しかし、自分がアップセットしていることに気づき、そこから解放されることによって、自分に言われている事実をきちんと聴くことができます。そして、自分の行動を適切に行えるようになります。

患者は自分がアップセットしている状態だと気づく余裕がないので、まずは医療従事者側が、そういう状態であるだろうと推測しながら、患者をサポートすることも診療を進めていく上でうまく機能します。


〈医療チーム編〉適切な対応をするためのおまじない♪


ミスが許されない医療現場において、医療従事者がものごとを適切に扱える状態にいつもしておくことは重要です。そのためにも、先にも触れたように、客観的に自分を観ているもう一人の自分を常に創っておくことをお勧めします。

人は無意識のうちに、アップセットしていることが多く、大きくアップセットしているときもあれば、小さく、または静かにアップセットしているときもあります。その状態の自分に気づくには、最初はトレーニングが必要ですが、トレーニングしていると少しずつ身についていき、**センス❹「アップセット」**から解放されることができます。

初めのうちは、そんな状態に気づいたら、手鏡などで、自分で自分の顔を見ながら「アップセットしてる」とつぶやく（自問自答）のもひとつですし、大きく深呼吸したりして、ものごとを適切に扱うことができるいつもの自分にもどって、対応するといいでしょう。また、自分なりのおまじないのようなものをもっておく（これを「通過儀礼」ともいう）のも役立つでしょう。

第3章　コーチングセンスの10の機能

センス❺「受け取る」

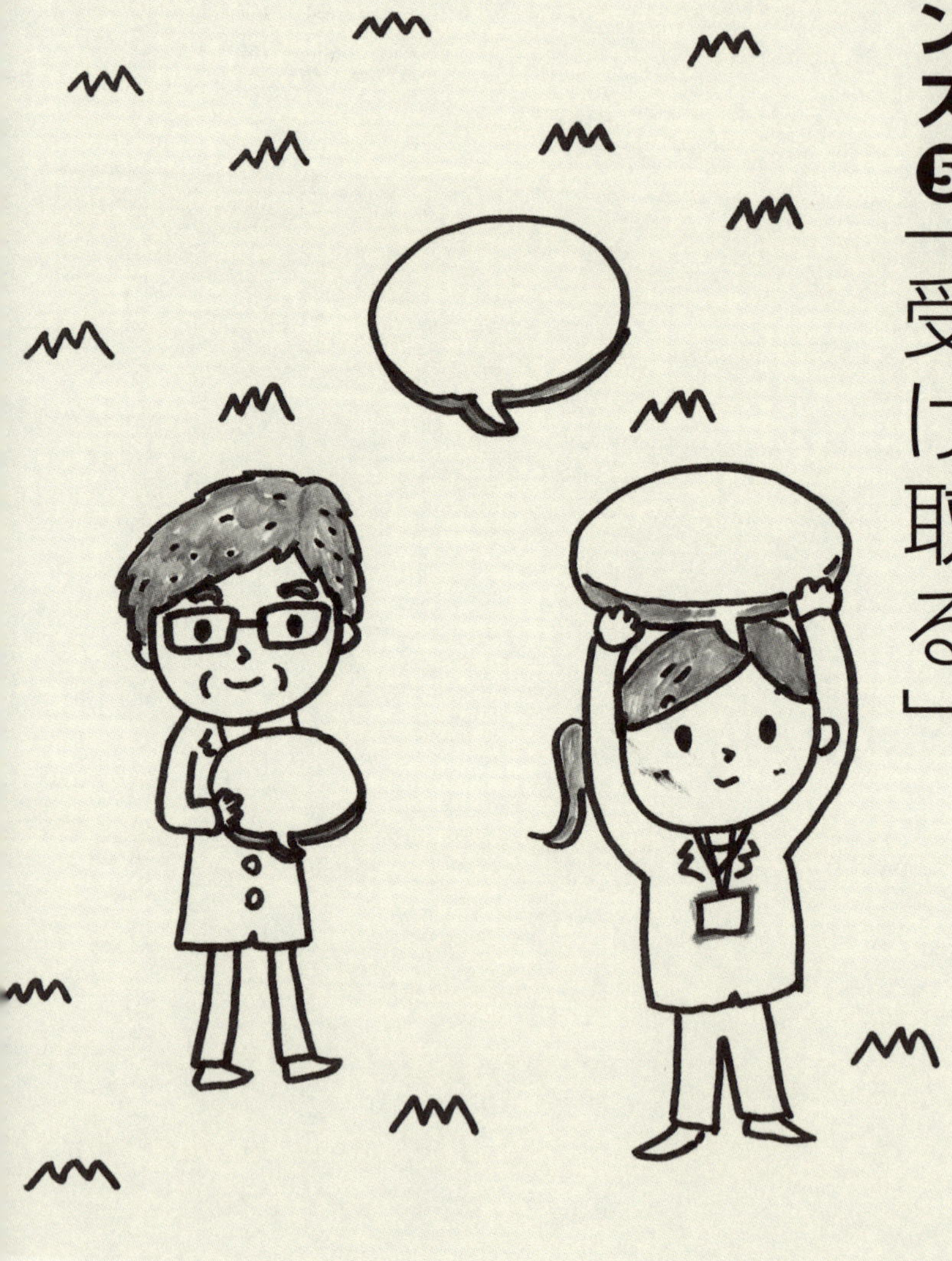

⑴相手の言っていることをただ受け取るだけでよい

「受け取る」とはいったいどういう行為をいうのでしょうか。ここにひとつ事例があります。私の姪のももが5歳の頃の話です。ある日彼女が私の部屋にやってきて、いきなり正座したかと思うと「お願いがあるの」と、真剣な顔で話しはじめたことがありました。何事かと思って、私もつられて正座し「ももちゃん、お願いって何?」と尋ねると、「あのね、子どもを産んでほしいの」と。この子は何を言い出すんだろう、と独身だった私が絶句したことは想像に難くないでしょう。

何とか動揺を抑えて「ママにお願いしたら?」とかわすと、「ママはね、もう子どもの産めない身体なの。だからダメなの。お願い!」と。かわいい姪のたっての願い、なんとかなえてあげられないものか。この際、思い切って誰かとむりやり結婚して子どもを産んでみようか。いやいや、さすがにそれはあり得ないなどと考えながら、お互いに沈黙のまま見つめ合うこと数分。目の前の愛する姪をしっかり感じてみると、彼女の「赤ちゃんがほしい」という強い気持ちがひしひしと伝わってきました。

そこで「ももちゃんは、赤ちゃんが本当にほしいんやねぇ」って言うと、「うん、そうやねん!」と。ぱぁっと明るくなった一点の曇りもないうれしそうな姪の顔を見ながら、私も「そうなんやぁ!!」と、とびっきりの笑顔で強くうなずき返してみたのです。すると、どうでしょう。姪はおもむろにすくっと立ち上がったかと思うと、何事もなかったかのように部屋から出て行ったのです。私は「えっ、もういいの?」と少し拍子抜けしたのですが、それ以降、再び彼女から子どもがほしいというお願いをされることはなくなりました。

どうやら姪の中では、子どもがほしいという気持ちを私にしっかり受け取ってもらえたことで、充分に満たされた様子でした。これが**センス❺「受け取る」**という行為のひとつの事例であり、効果です。

医療の現場においても、患者が言っていることに何も足さず、何も省かず「田島さんは、もうこんな治療は嫌だとお感じなのですね」と、ただ受け取るコミュニケーションをぜひ試していただきたいのです。

普段、理解しようとか、説明しようとか、教えようとか、楽にしてあげようとか、励まそうとか、あるいは説得しようとか、知らず知らずのうちに自分の考え方や評価、価値観を押し付ける立場で、患者に接してはいないでしょうか。また、医療従事者であるという役割が、そうさせていることはないですか。ただ本人でないかぎり、その気持ちを完璧に理解することはなかなかできないものです。私たちが相手を察しようとする涙ぐましい努力は、たいがい、その苦労の割には報われないものです。

そして、医療の現場においては、実はそんなに難しい努力をする必要はないのです。「この人は、この病気になって落ち込んでいるのだな」「嫌いや病院に来ているんだな」「何とかして治りたいと思っているんだな」と、一切の評価や意味や解釈をつけずに、患者に起きていることと、思っていること、感じていることを、表現されている言葉や感情のそのままを、ただ**センス❺「受け取る」**だけでよいのです。

⑵ たったこれだけで、信頼が生まれる

「受け取るだけでいいの?」と驚かれる方もいらっしゃると思いますが、この聴き方をすると、多くの人は自分のことをそのまま受け取ってくれたと強く実感できます。そして、その実感こそが、相手に対する信頼感を芽生えさせるものなのです。もちろん、同情してほしかったり、アドバイスを求めていたりする人にとっては、少し物足りない返事だと思われることもあるかもしれません。その時には、ただ「受け取る」ことについて説明していただきたいのです。

物足りなさを感じていた方も、ただ「受け取る」ことの意味や意義を理解すれば、自分を受け取ってもらえることの心地よさを徐々に感じはじめるはずです。そしてそのときにこそ、「物足りない」と感じている患者を「田島さんは、物足りないとお感じなのですね」とまず、そのままの患者を受け取るところからはじめてください。

また、相手をただ受け取った後でなら、相手が求めている同情やアドバイスを差し上げても

よいのです。まずは相手が話してくれたことに対する最初の対応として、「相手を受け取る」があるのです。相手を受け取れるようになってくると、言葉でいちいち伝えなくても、心の中で相手を受け取っていることが、相手にも伝わるようになっていきます。

みなさん、よく思い出していただきたいのです。私たちが、日常生活の中で、自分の言ったことを、そのまま、何の色もつけずに聴いてもらえる機会が、いかに少ないかということを。「今日は朝起きても疲れが残ってるなぁ」と言えば「最近、帰ってくるのが遅いからよ」と嫌みを言われ、「今日は仕事に行きたくないなぁ」と言えば「まぁまぁ、そんなこと言わないでがんばってね！」と激励されます。ただ自分の気持ちを伝えたかっただけなのに、相手の想いを押しつけられる機会の何と多いことでしょうか。

これは患者の立場に立ってもまったく同じことです。患者は病気になった自分の哀しい気持ちを伝えたいだけなのに、それを聴いた医療従事者や家族の方から「そんなことを言わないで前向きにがんばってください」と励まされたり、「弱音を吐いたらダメですよ」と注意されたり、周囲の想いを押しつけられている場面に私は幾度となく遭遇したことがあります。

繰り返しになりますが、患者の言葉や気持ちを、ただそのまま「受け取る」ことが重要なのです。患者は、自分が話すことをそのまま受け取ってもらえると、この医療従事者は話を聴いてくれる人だ、私を理解してくれる人だと感じ、この医療従事者にならもっと自分のことを話そうと思うものなのです。

ここで、「受け取る」、「受け止める」、「受け入れる」という言葉のちがいをお伝えしておきます。

「受け取る」……相手が投げたボールを丁度自分の胸の位置に構えたミットで捕球するイメージ。そして、受け取ったボールを相手のものとしたまま、手中にただキープする感じ。そこには、相手と適切な距離感が存在します。

「受け止める」……相手が投げたボールに対して、目の前で両腕を突き出して捕球するイメージ。自分から少し離れたところで自分のものとして取る感じ。相手との間に壁を作る可能性あり。遠い距離感をもってしまう。

「受け入れる」……相手が投げたボールをミットも使わず身体で止めるイメージ。自分の中に入れ込んで自分ごととしてしまう感じ。相手と自分との境界線がない。要求をのむ感じ。

次項で記載する「燃え尽き」になりやすい方は、「受け入れる」聴き方をされている場合が多いです。相手のボールを身体中で受け止め続けているうちに、傷だらけになってしまうからです。「受け入れる」といつの間にか相手のことが自分のことのように思えてしまい、何とか解決できないものかとよけいにがんばってしまいますが、結局、相手のことは相手にしか解決できないということに気づくまでに疲弊してしまうのです。

一方、相手は「受け入れる」聴き方をされると、聴いてもらったという手応えを大きく感じますが、聴いてくれた相手が何とかしてくれるのではないかという、依存も生んでしまうことになります。

逆に、「受け止める」聴き方は、聴いてもらったという手応えより、もっていかれた、きちんと聴いてもらえなかった感じが強くなります。

相手のことは相手のこととして、境界線をきちんとつける**センス❺「受け取る」**の聴き方をぜひとも自分のものにしていただきたいのです。

⑶相手を力づけ、「燃え尽き」から救う

いわゆるバーンアウト（燃え尽き症候群）は、一人で抱え込んでがんばりすぎることによって陥ることが多いとされますが、これは患者もさることながら医療従事者にも見受けられることです。人は、自分の中にあるいかなる感情でも、受け取ってもらえるとわかった相手には、普段、人には言えない、言ってはよくないと思っていることまで伝えられるようになります。

逆に言えば、相手が伝えるすべてをただ受け取ることにより、相手を負の感情やストレスから解放し、バーンアウトから回避させることも可能であるということが言えます。

最終的に、負の感情やストレスを抱え込むことが悪いのではなく、そういったものを抱えて

いても「よし」とする「許可」を自分で自分に対して出せるようになると、お互いの信頼関係は格段に強固なものになるのです。

そして、糖尿病になったという事実を「受け取れない」患者が多いのは事実です。そのことで事実に向きあえず、もう来なくなったり、あるいは「受け取れない」から病気を無視して、同じ生活を繰り返したりする方もおられます。また、頭では自分は糖尿病になったと理解していても、きちんとそのことを「受け取れない」と、患者は次の行動へ進めないものです。

これらのように、まずは、糖尿病になったことを患者本人が「受け取る」ことが、糖尿病治療の第一歩と言えます。「糖尿病であるということを受け取れない患者を受け取る」というサポートが必要なのです。無理にわからせようとか、データから納得させようとしても難しいです。

患者が受け取れないという事実を、こちらが先にしっかりと受け取らないと、患者は次へ進めないのです。患者は病気を受け取れない自分を丸ごと受け取ってもらえていると思えたとき、はじめて病気と向きあいはじめるのです。

〈センス❺「受け取る」を使ったコミュニケーション例〉★

患者「痛いっ」

注射をしたときに、患者が「痛いっ」と発したら、あなたはどんな対応をしていますか？

医療従事者　a「すみません。すぐ終わりますから」
b「痛いんですか？」
c「正しい位置に針を刺してるんですが…」
d「あなたが動くからです」
e「痛がりですね」
f「痛いんですね。痛く感じさせてしまって、すみません」

医療従事者は、自分では痛くないように刺したつもりでも、相手が痛いと言ったら、まずは相手の「痛いっ」をしっかり受け取ることが先決です。「痛いっ」をしっかり受け取ってもらえると、痛みの感じ方に変化が現れる人もいるし、痛みは変わらないけどそのままがんばろうと思う人も現れます。（この場合はf）

★

患者「もう病院に来たくない。どうなってもいい……」
患者がネガティブな発言をしたときに、あなたはどんな対応をしていますか？
医療従事者　a「そんなこと言わないで、がんばりましょう」

b「病院に通っていたら、安定した状態をキープできますよ」
c「ご家族の方が悲しまれますよ」
d「田島さんだったら、がんばれますよ」
e「田島さんに会えるのが私の楽しみなんです」
f「田島さんはもう病院に来たくないし、どうなってもいいと感じておられるのですね」

医療従事者は、患者がネガティブな発言をしたときは、ポジティブな発言をして元気づけないといけない、何とか病院に通わせる方向にもっていこうなどと、ネガティブに思っている患者を変えようと思って、患者が言ったことを、ただそのまま受け取れないことが多いものです。まずは、その患者が今、そう思っていることをそのまま受け取ることが大事なのです。（この場合はｆ）

ポイント

まずは相手が言った言葉に何も足さず、何も省かず、ただそのまま受け取るのです。次の対応は、しっかり受け取った後です。

そして、受け取ることができると、患者は弱音を吐くこともできるし、失敗したこと（薬を忘れたとか、自分にとって都合の悪いことなど）も素直に持ち出せるようになるのです。このような関係性は患者を楽にします。

センス❺「受け取る」聴き方がもたらす効果

〈患者編〉「しんどい、つらい、嫌だ……」そして、やる！

治療に来ている患者の多くは、「通うのはしんどい」「こんな病気になってつらい」「もう嫌だ、がんばりたくない」そんな気持ちに悩まされています。その気持ちを患者は率直に医療従事者に伝え、医療従事者も何も足さず、何も省かず、ただそのまま受け取れば、患者は気持ちと行動を分けることができ、そういった気持ちをもったままでも治療を続けることができるようになります（分けるセンスについては、**センス❽「分別」**で詳しく伝えます）。慣れてくると、1分とかからない時間で、患者は気持ちを出し切ることができます。

〈医療チーム編〉「あれもしなきゃ、これも気になって……」そして、やる！

医療従事者は、短時間で担当患者ごとに適切な対応を求められています。もちろんミスは許されず、そのプレッシャーは推して図るべし、です。

そんな中、自分自身が人やものごとを適切に受け取る状態を創るために、ただ「受け取る」聴き方を使っていただきたいのです。

医師が看護師に、あるいは看護師同士で「疲れがたまってきた」「忙しくて嫌です」「することが山のようにあって気になっている」など、自分の中のひっかかりを相手に伝え、ただ受け取ってもらえることで、的確な仕事ができる環境づくりが実現するのです。

医療従事者はその気持ちに左右されることなく、〈行動＝診療〉に向かうことができます。忙しい医療従事者においては、きわめて効果的な聴き方といえます。気持ちに捕らわれて〈行動＝診療〉を続けるよりも、そういう気持ちを否定せず、否定されずに〈行動＝診療〉を続けることが大事なのです。

だから、このセンス❺**「受け取る」**を自由に使えるようになると、自分のコンディションの影響をあまり受けずに適切な対応ができるようになり、非常に有効です。

そして、このひっかかりを聴いて受け取った側は、それを何とかしてあげようとか、どうこうしようではなく、ただ、「そうなんだ」と何も足さず、何も省かずに受け取るのです。

センス❻「認める」

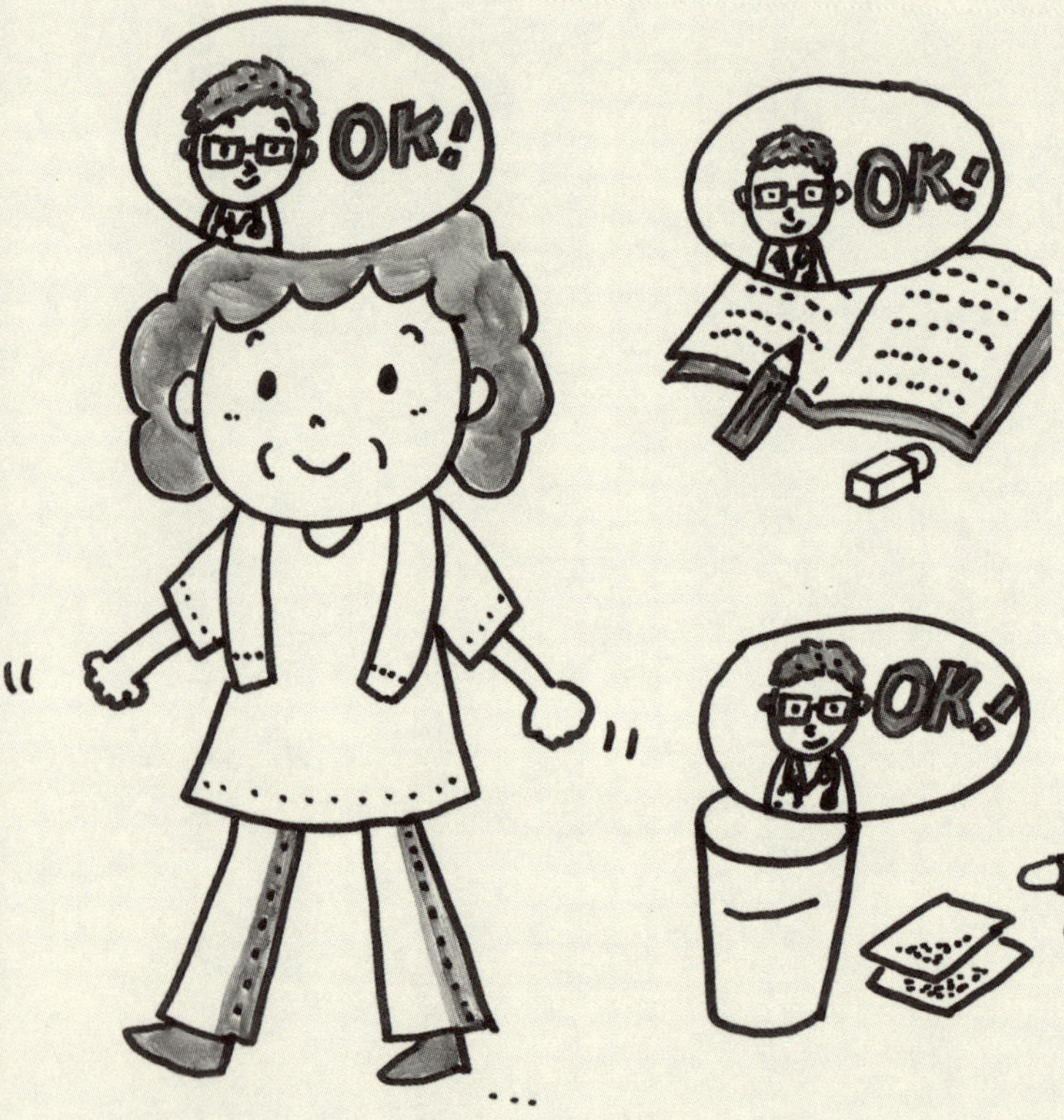

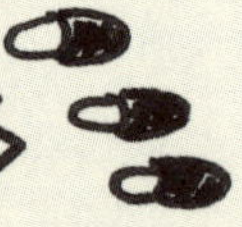

⑴ほめると認めるは、どうちがうの？

世間では「ほめて子どもを育てましょう」とか「ほめて部下の能力を引き出す」など、とかく「ほめる」ことが人を育てるときに有効であるかのように言われていますが、果たして本当にそうでしょうか。

ここで、まず「ほめる」と「認める」についてのちがいをみてみましょう。「ほめる」というのは、「あなたは、○○だよね」というように、主語は「あなた」で、いつも評価する相手がいて、評価される立場になり、上から目線での対応を受けることになるのです。そこには対等な関係はありません。たとえよい評価をもらってほめられたとしても、上の立場の人に評価をもらったのです。

「偉いね」「すごいね」「よかったね」など、評価の基準も、評価する相手にありますし、私たちはよい評価をもらうためにがんばっていると、がんばれているうちはいいのですが、いつしか、そこには相手次第の依存が生まれたり、評価されることに疲れてしまったりということも起きてきます。

「山田さんは、指示通りの生活を守られて、偉いですね」というような言葉かけは、評価されてほめられています。医療従事者の指示通り行動してくれるから、偉いのです。これは暗に、「医療従事者の指示通りの行動をしていないといけませんよ」という脅しも入っています。

それに、このような言葉かけに慣れると、患者は医療従事者にほめてもらいたくて行動するのです。患者の意図に沿って、患者の自主性で行動しているのではないのです。

ところが、「認める」というのは、主語は「私」で、「私は〇〇と思っています」というように、自分が相手の現実を認めていることを伝えます。相手を決して評価するところからみるのではなく、承認するところからみるのです。立ち位置は対等なのです。

ほめようとすると、できていること、うまくいっていることなど、プラスに現れているところしかほめられないのですが、「認める」という立ち位置からみると、もちろんプラスに現れている現象は認めることができますし、マイナス面であろうとも認めることができるのです。

「私のほめるは、評価しないで、事実がどのように影響を与え、結果を創ったかを伝えている承認のメッセージだ」という方がおられれば、それはここで言う「認める」メッセージになります。

食事療法も運動療法も、あるいはインスリンの投与や投薬も守れていない患者だとしても、病院に来ることは継続していれば、そのことを認めることはできますよね。何もせず、いつもできない言い訳だけを述べている患者にも、できない言い訳を伝えに病院に来ているところは認めることができます。

病院にさえ来られない状態になれば、伝えるということはできなくなるかもしれませんが、病院に通ってさえいれば、その患者が出した数値の結果だけでなく、取り組む姿勢、心情など、こちらが認めようというところから患者を観ると、いくらでも認めるところはみえてくるものなのです。

例をあげてみると、「私は、山田さんが指示通りの生活ができない、できないと言いつつも、病院に来ることは継続されているので、そこは指示通りされているなと思っています」とか、「私は、山田さんが指示通りの生活をされているのをうかがって、なかなか全員がそうできるものではないことも知っているので、山田さんの取り組みは素晴らしいなと思っています」などです。

(2) 認めるだけで、抜群の効果！

マズローの人間の欲求の五段階説でも書いているように、人には自分という存在を認めてもらいたい承認欲求があります。食べて寝て安心して生きていけるようであれば、自分の居場所をもって、自分自身を認めることができてはじめて、人は自己実現をめざせるのです。

病院という場所が、ある意味、患者を受け入れている居場所であり、そこで何度も自分を認められると、患者はよりよい自分に向けて行動を続けていくことができます。

人は何かが優れているから、よくできたから認められるだけではなく、どんな状態の自分であってもその存在そのものを認めてもらいたいのです。特に患者は、病気になった時点でマイナスのものを負っていることになるのですから、その病気とともに認めてもらいたいと思っているのです。そして、その病気とともに認めることが、患者を力づけることになります。

私のコーチという仕事は、常に相手を「やる人」だという対等のところから対応します。相手がやれている、やれていないにかかわらず、「この人はやる人だ」というところから、まず承認し相手を認め、そして、機能しているところと機能していないところの両面からみて、どうしていくのかということを相手の人が考えて行動できるようにサポートするのが仕事なのです。

私にもコーチがいます。無名の私が本を出

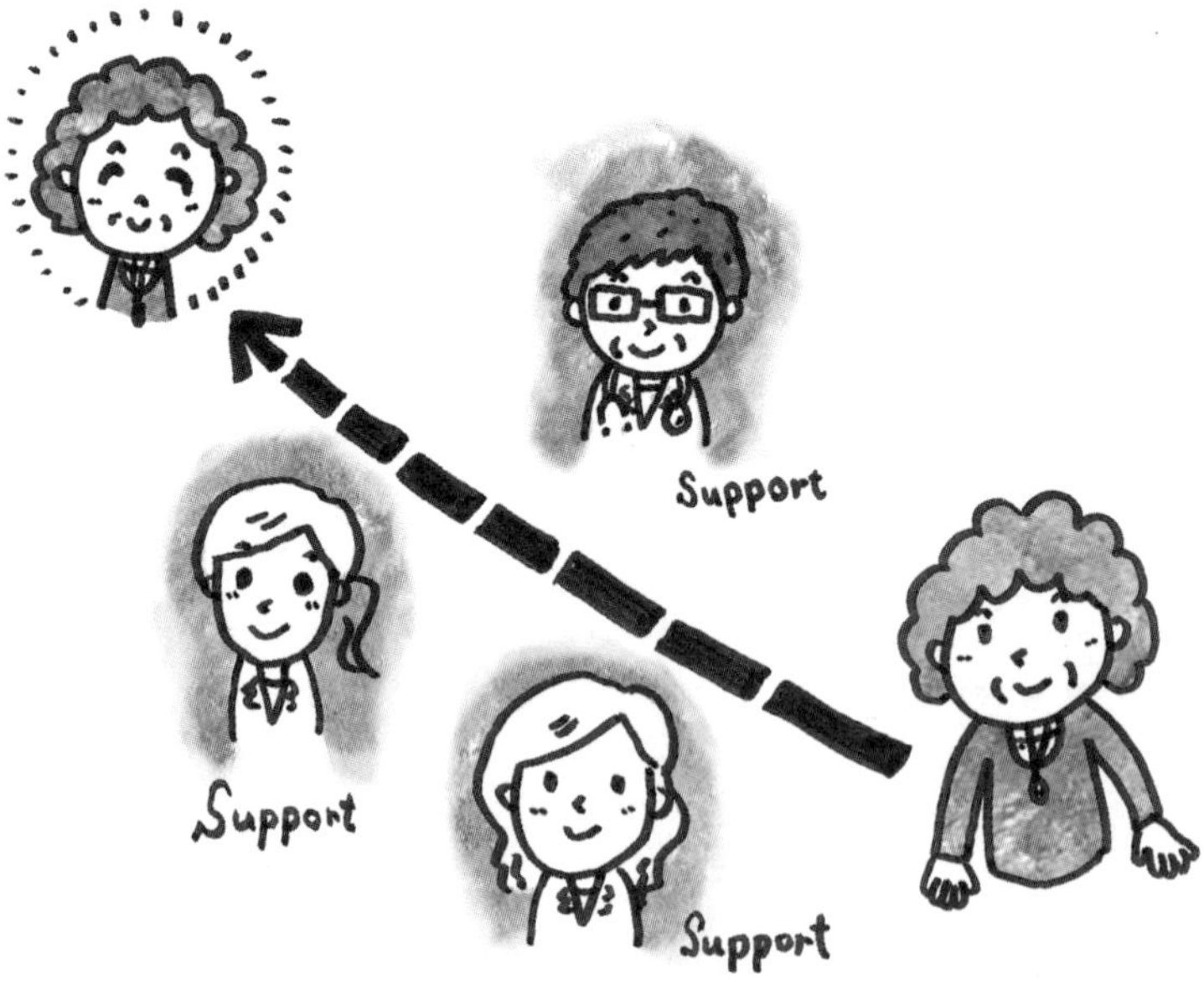

販するなんて言っても誰も相手にしてくれないし、そんな夢みたいなことを言ってと茶化すのではなく、私を「やる人」だと信頼して、そばに居続けてくれたからこそ（このそばというのは物理的にずっと横にいるとかではなく、心理的にずっと寄り添ってもらっているという安心感のようなものです）、私も夢を夢に終わらせるのではなく、実現できたのです。

そんなふうに、人は自分を認めてくれる存在が近くにあるとがんばれるし、行動を続けることができるのです。

もし、何か注意すべきことを伝えるときも、先に認めるところを伝えておいて、その後に注意事項を伝えた方がいいでしょう。人は注意事項を先に伝えられると、「否定された」「怒られた」などと思って心を閉ざすところがあるので、肝心なことを相手がしっかり受け取るために、まずは認めるところを伝えて、その尊厳と対等の関係性という土俵を創ったうえで、注意事項を伝えるというような順番にしてみましょう。そして、最後に認めるところをさらに付け加えられるとよりいいでしょう。

〈センス❻「認める」を使ったコミュニケーション例〉

患者「もう病院に通いたくない！」

看護師「山田さん、そうなんですね」（相手をしっかり受け取る、少し間をおいて）

看護師「山田さん、通いたくないのに、通っていますね！」

患者「まぁね。そうしないといけないから」
看護師「私は、山田さんはしないといけないことを実行されている方だと思います」

「ほめる」を使ったコミュニケーション例

看護師「山田さん、通いたくないのに、通って偉いですね」
のように、患者がしていることを評価することになります。また、一歩間違えるとバカにしているようにも取られます。

ポイント

「ほめる」という行為は、「ほめる」というエサを与えて相手の行動を何とかコントロールしようという支配の現れでもあります。
「認める」という行為は、相手を何とかこちらの意の通りコントロールするのではなく、相手をただ承認する行為なのです。承認される環境の中で、相手の自主性は高まり、行動につながります。

センス❻「認める」ことで得る効果

〈患者編〉どうせ、私なんかムリよ～いじけていたのが……

病気になられた方は、心の中で、自分を否定（そんな自分はダメだなど）している部分がいくらかあります。つまり心身ともにマイナスの状態を抱えているのです。それは世間からの評価に傷ついたり、自己管理ができていない自分が悪いと思い込んだりするからです。だからこそ、そのまま、ただ認めることがその人への力づけになるのです。

ほめるようなことがなくても、認めることは存在があれば誰でも、どんな状況でもできます。「認める」は難しいと言われる方もおられますが、確かに、相手を認めようと思うと、しっかり観察していないと正確な事実をもって伝えることはできません。「ほめる」だと、案外現実をしっかりみていなくても「偉いね」「すごいね」「よかったね」は言えるものだし、私たちはこちらに慣れているので簡単に思うのです。ただこの観察に慣れると、現実をしっかりみられるようになり、どこを認めることがそれぞれの患者にとって効果的か、次第にわかるようになります。

患者にとって大切なことは、いつもそのままの自分を認められているということを、感じることです。その意味で、私たちの言葉が、相手の心に伝わるようにすることが大事です。そうすると患者は、自分でも自分を認めることができ、自主的な行動へとつながっていきます。

〈医療チーム編〉発見！ 人を認めるって、自分も力づけられるんだ！

「山田さん、3回に1回は、実行できていますね」と患者を認めることに慣れてくると、ただ観察して事実を伝えればいいだけなので、とても簡単にコミュニケーションがとれます。そして、患者の認めるところを探し出すと、チームメイトや自分自身に対しても、認めるところが自然に発見できるようになります。基本的に、認めるところを発見する立ち位置でものごとを見出すからです。

今まで「ほめられる」という行為では、お世辞を言われているように感じて、その言葉を受け取ることができなかった人も、**センス❻「認める」**という行為は、事実を伝えてもらっているので、抵抗なく受け取ることができるのです。そして、認められたことを受け取ることによって、自分自身をバーンアウトからも守ってくれます。

またチーム内の関係性においても、日々、相手を認め承認しあうことによって、お互いの信頼感が高まり、より連携の取れたチームへと成長します。

コラム② 患者が変わるのが先か、医療従事者が変わるのが先か……

「もっと患者の身になって対応してほしい」や「医者はきちんと診てくれていない」「こんなになるまで、何も言ってくれなかった」とか、残念ながら一部の患者の中には医療不信や怒りや哀しみが存在しています。

また、医療従事者側にも、指示を守ってくれない患者に振りまわされ、「聞いてない」など、患者から責任を問われたり、なぜ、そんなことを患者から要求されるのかよくわからないと、疲弊している医療従事者もおられます。

もちろん、お互いの言い分はあるでしょうが、このような状況はお互いにとって不幸なことです。そして、これはお互いのコミュニケーション能力を深めることで、いくらでも解決していけることです。相手を変えようと懸命にエネルギーを使っても相手は変わりませんが、自分の相手への対応が変わっていくと、いつの間にか相手が変わっていることはよくあることです。

さて、みなさんは、どんな状況や関係性ができたとき、うれしくて元気が出て、自分から、何かやろうと思われますか？

センス❼「完了する」

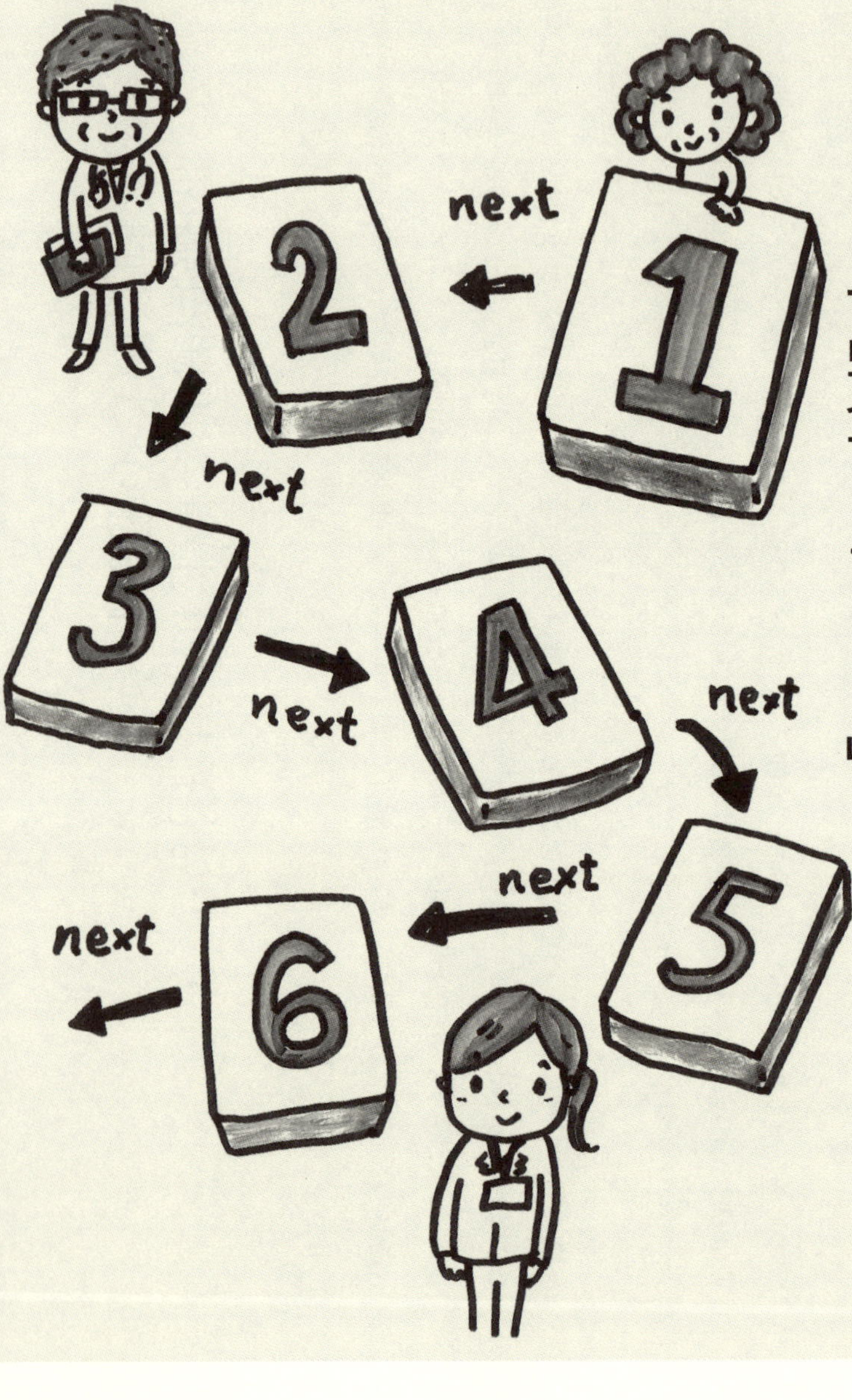

⑴ 終了と完了はどうちがうの？

みなさんはもう終わってしまったことなのに、何か終わっていないと感じることってありませんか？

彼女とのつきあいは終わった。だけど、彼女のことが忘れられない！……のように。「終わっているけど、終わっていない……」ことが、ひとつやふたつ、人によってはたくさんあったりするかもしれません。

患者にとっても、やろうやろうと思っているのにやれていないこと、やめようやめようと思っているのにやめられていないこと、日々それが心の中に積み重なっていきがちです。そして、それが積もれば積もるほどしんどくなり、次の行動もむずかしくなってしまうものです。

「完了」というのは、そのことはそれで「よし」として区切りをつけて、次へ進める状態になっていることです。ですから、もしかしたら終わっていないことであったとしても、次に進める状態になっていたなら、それはすでに完了なのです。

「彼女とのつきあいは終わったけど、彼女が忘れられない」その状態を「よし」として、そして次へ。「この前、指示されたことができなかった」そのことも「よし」として次へ。悶々と引きずったまま次へいくのではなく、過去の状態を今に影響させないようにリセットして、次へと進んでいきます。最初は違和感があるかもしれませんが、その違和感があるまま続けていくと、できるようになります。

センス❼「完了する」というけじめは、誰かが決めたり、他人に決めてもらうものではなく、「自分で創作する」ものです。ここがポイントです。

⑵完了することのパワフルさ♪

私たちは、日頃終わったつもりでも何かを引きずっていると、それが次の行動の邪魔になります。それは意識的であったり、無意識にであったりする場合もあります。

生活習慣病とのつきあいは、日々、ずっと長く続いていくものです。その中で、毎日のことが、その出来事の大きい、小さいにかかわらず、少しずつでも積み重なって残っていくと、やがて膨大に溜まります。それらは決して患者を力づけません。この大きい、小さいという計り方も人それぞれなので、何

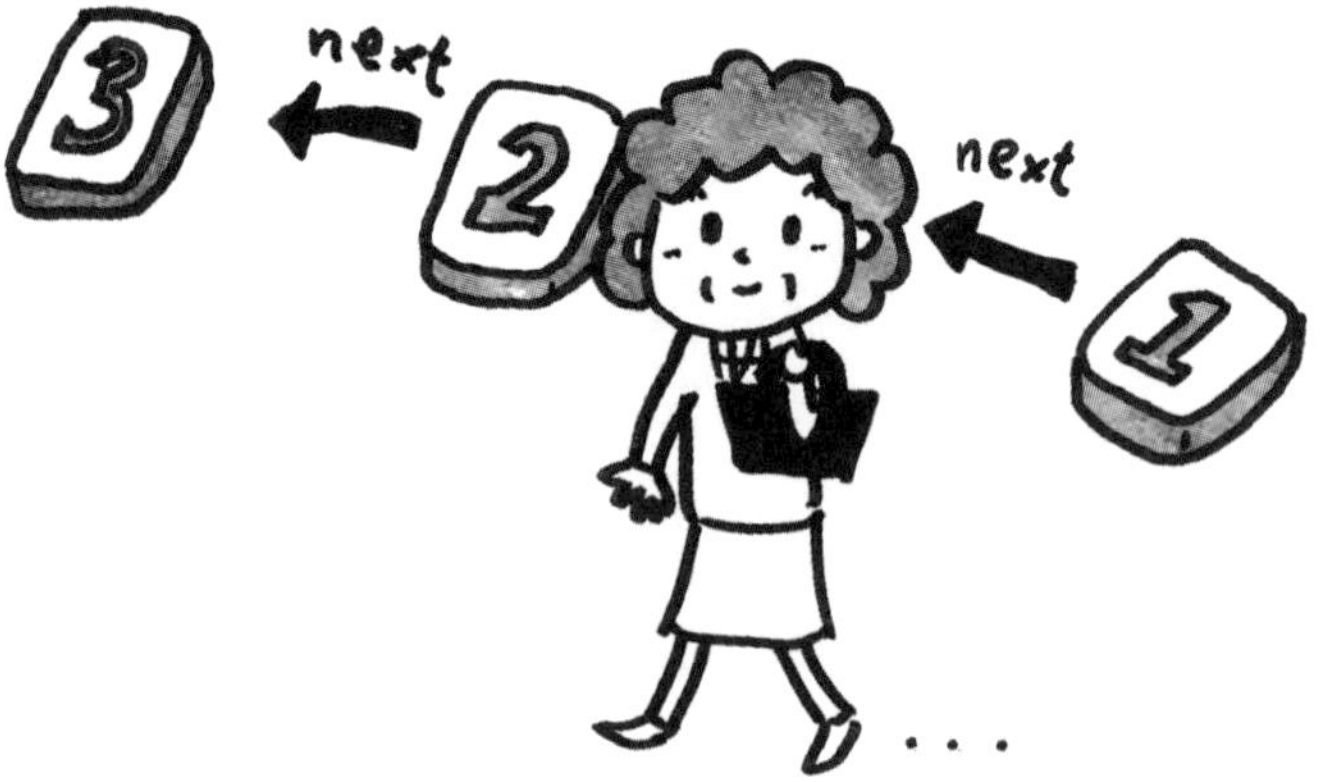

が大きくて何が小さいのかは、その人の基準によります。そして、大きい、小さいにとらわれるのではなく、それを一旦、完了させるということで対応します。

「今日は万歩計をつけ忘れた→完了→次の行動」「朝、薬飲むのを忘れた→完了→次の行動」「病院に行くのを忘れた→完了→次の行動」というように、完了して、新しく次のふさわしい行動へ移るのです。

センス❼「完了する」はとても便利で、自分次第で創り出せるものなのです。親孝行をしたかったけど、親はすでに死んでしまったという場合、もう終わってしまったことで、どうしようもありません。だけど、そのことをずっと引きずったままいくのか、そのことに完了を自分で創り、そして次に進んでいくのかは自分次第です。

ですから、日々の生活習慣病への取り組みの中で、やれなかったこと、やり残したことがあったとしても、そのつど、その一つひとつに対して、完了を創り出すことで、また次に進んでいく自分を創作することができるのです。完了することで、また新しく取り組むことを機能させます。

〈センス❼「完了する」を使ったコミュニケーション例〉

患者「先週、1回もスポーツクラブに行けなかった……」

看護師「田島さん、そうなんですね」（相手をしっかり受け取る）

看護師「何か理由でもあるのですか？」
患者「雨の日は家から出たくないし、暑い時も出たくないからな」
看護師「そうですね。他にも何かありますか？」
患者「後は特にないけど、何となく行きたくなかったんや」
看護師「そうなんですね」（相手をしっかり受け取る）
患者「なんかそのことが引っかかっていて、気持ち悪かったんだけど、もう過ぎたことだな」
看護師「はい！」
患者「ま、今週のこと考えるわ」
看護師「はい！」（相手をしっかり受け取る）

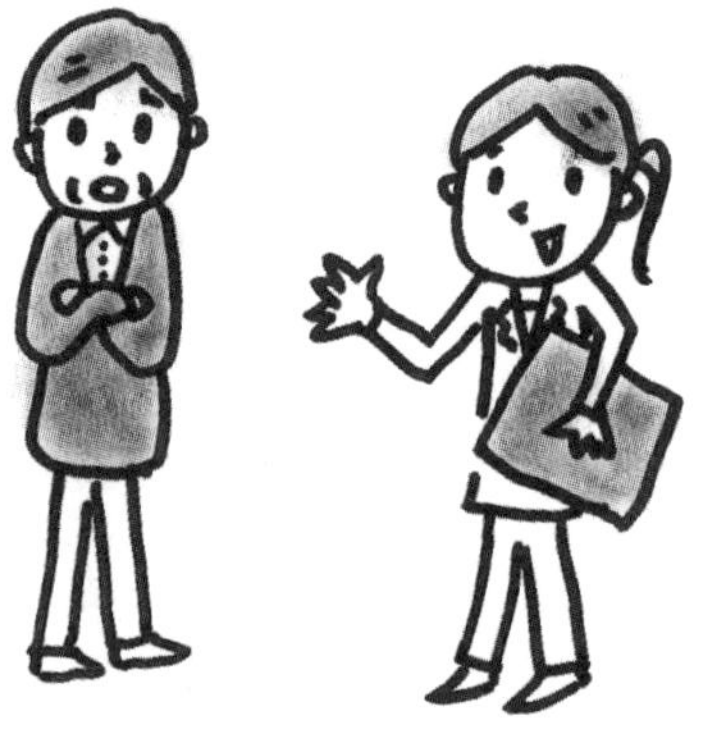

ポイント

相手が完了できていないことを、聴く側が心の中で「完了できなくてもよし、完了できてもよし、そして完了できるように聴く」という態度で聴くことが、相手が完了を創ることをよりサポートします。その上で、そのときたとえ、完了できなくても「よし」なのです。そして、また新しく次です！

センス❼「完了」することで得る効果

〈患者編〉できないと次に進めない、だったのが……

患者はできていないこと、やれていないことに対して、常にひっかかりをもっています。中には、このことをやってしまってからでないと、別のことをやってはいけないと思い込んでいる患者もいます。

そんなときに、「それはそれ」「これはこれ」と医療従事者側が、患者にかかわって思っていることをわかりやすく区別（次項**センス❽「分別」**で詳しく伝えます）して、そして、それぞれに対して取り組みやすくし、終わってなくても完了できることをサポートしてあげると、患者は一つひとつに対して、徐々に自分で取り組み、完了を創っていくことができるようになります。

そして、過去を向きがちだったところが、次をみていく習慣になっていくのです。そのことは前向きに治療を続けるにあたり、とても効果的です。

患者はできなかったこと、やれなかったことも「今回は仕方ないな。また、次、やってみてもいいかな」と、次への行動に進むことに対して躊躇《ちゅうちょ》がなくなり、より自分らしい病気とのつきあい方も生まれてきます。

〈医療チーム編〉あら不思議！　燃え尽きないで、次にいける！

毎回、指導をしても、患者が少しも実行してくれなければ、とても疲弊します。それは熱心である方ほど、疲弊するのかもしれません。そして、また同じことを伝えないといけないという立ち位置から伝えても、結果がついてこず、負のスパイラルに陥っていきます。これは、医療従事者にとっての一つの悩みでもあります。

そんなとき、「田島さんに伝えた。やってもらえなかった。完了。そして、次！」と、いったん、そこで完了を創り、また新しく、患者を「やる人」としてかかわることが大事です。そのことを引きずったまま仕事を続けるのではなく、一つひとつに区切りをつけて、そのつど新しく仕事に取り組むようになると、疲労感が変わってきます。

また、医療従事者の中には、仕事が終わっても患者

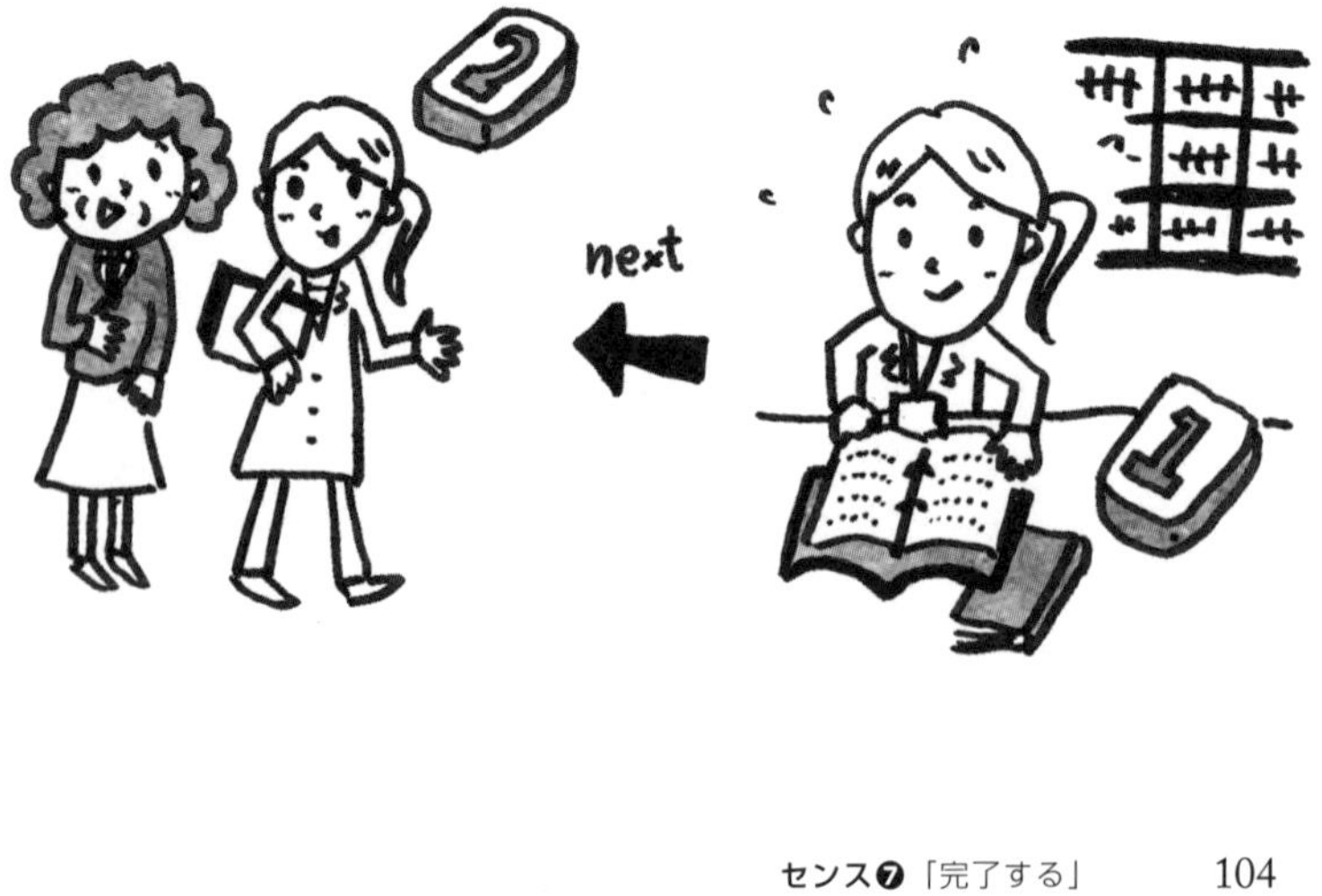

や仕事のことが気になって仕方がないという方もおられるかもしれません。仕事が終わったときに、そこで**センス❼「完了する」**スイッチを起動させ、自分のプライベートの時間に切り替え、自分の大切な時間を創り出すことで、ストレス解消と心の安定につなげることができます。

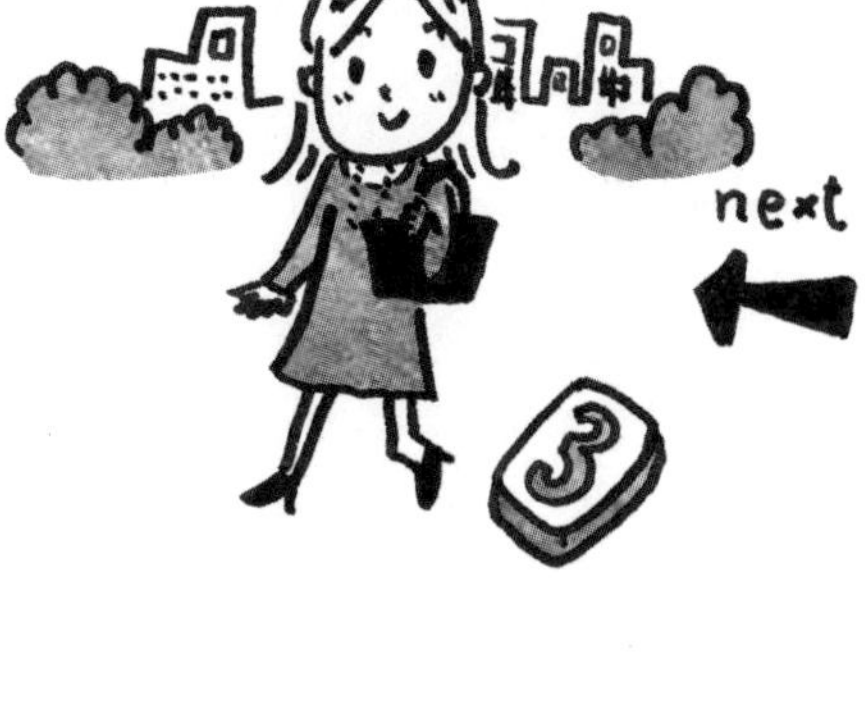

センス❽「分別《ふんべつ》する」

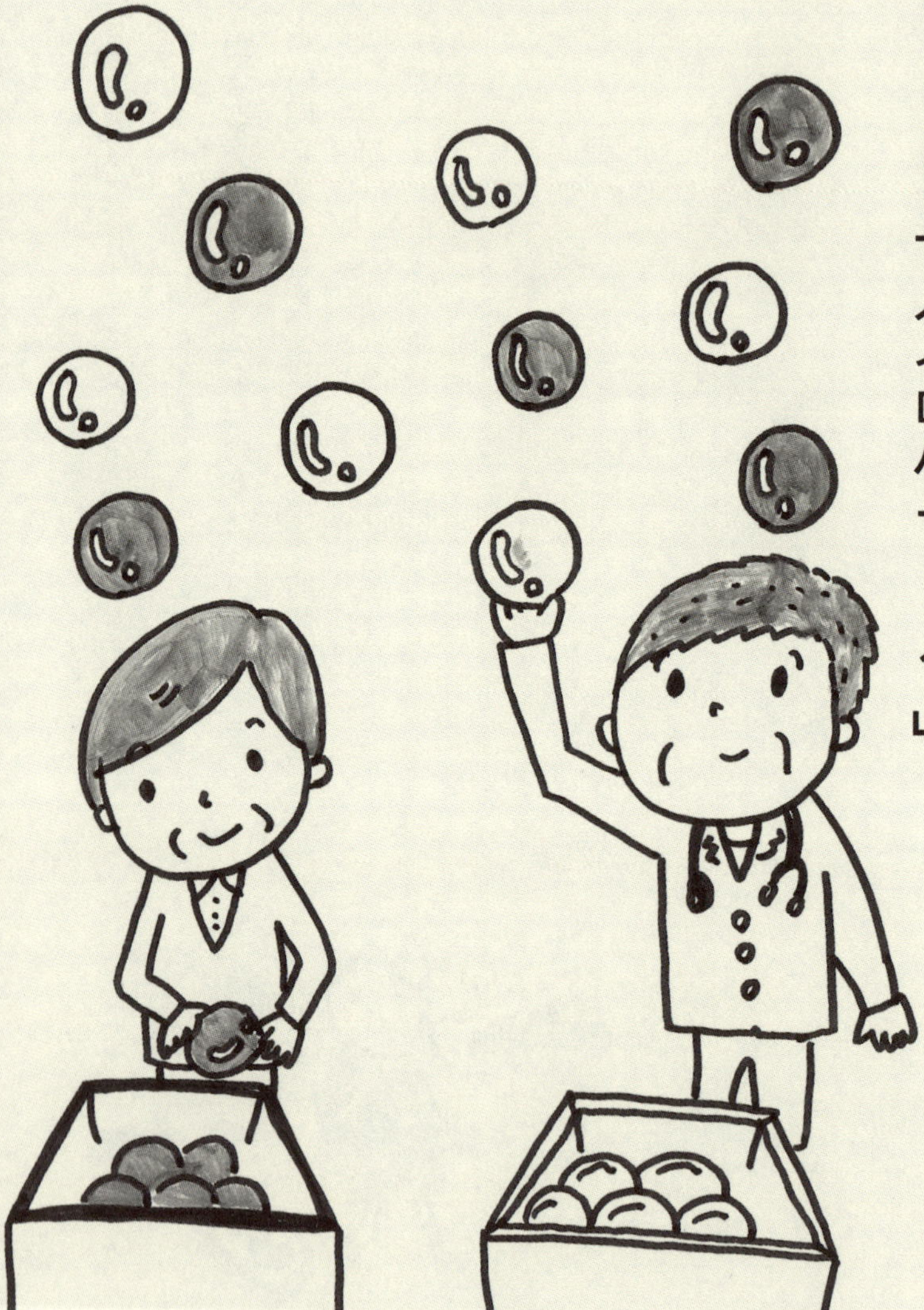

⑴相手に起こっていることを正確にわかってもらう

今は、誰でも情報収集が簡単にできる世の中です。生活習慣病に関しても、山ほど本があり、テレビやインターネットでもたくさんの情報が紹介され、まわりにいる人たちから聞いた情報も持ち合わせていたりします。そんな中で、患者もすでにたくさんの情報や知識をもって、正しいこと、間違っていることも含めて、さまざまな情報が混在しています。このような情報のあれこれが、その人のパラダイム（価値観の枠組み）に影響を与えます。

そして、人というものは、常に自分のパラダイムで人の話を聞くところがあります。実際には、誰もそんなふうに言っていないのに、自分のパラダイムで人の話を聞いていると、理解に偏《かたよ》りが出たりするのです。

「今日のお味噌汁の大根、いちょう切りだね」と言うと、「作ってもらっといて、文句言うんじゃない！」って怒られたり。ただ大根の形を伝えただけなのに……。

「糖尿病ですね」と言っただけで、「不規則な生活をしてきたのですね」と言われた気分になったり、「甘いものは一生、食べられないんだわ」と落ち込んだりする方もおられます。

このように、人は相手に言われた言葉に自分の解釈や意味を付け加えて聞いてしまうところがあります。だから、「あること・ないこと（事実と事実でないこと）」に分けること＝「分別する」で、現実をシンプルにとらえることができます。

ある	ない
人、物 言動、出来事、体験	解釈、描写、評価、意味、価値、 ストーリー、理由、説明…
万人に共通認識されている。 あるものは現実としてある。	主観によるもの。（人によってちがっていたり、時間・人・状況によって、同じ人でもちがう） たとえば、今はイヤだけど、後になればいい思い出など。

普段、私たちは、この「ある」ことと、
「ない」ことがゴチャゴチャになっています。

それを分けてあげることで、患者が「思い込んでいること」が、事実ではなかったり、ただの誤解であることに気づいてもらうことができます。そして、患者自身が対応すべきことが明らかになります。

⑵今、どう行動したらいいのか、わかった！

さきほどお伝えした「ある」こと、「ない」ことですが、この「ない」ことにもとづいて行動していると、少しも結果につながらないし、また、混乱をきたして行動にさえつながらなかったりします。

ものごとは事実だけを観ればシンプルなのですが、人は、反射的に「ない」ことを付け加えてしまいます。この「ある」と「ない」に分ける作業ができると、きちんと現実を受け取ることにもつながります。

生活習慣病といっても、人によって取り組み方もまちまちです。同じことをしても人によって効果の出方もさまざまです。そんなときに誰かと比べて落ち込んだり、同じことをしなくてもいいのです。自分がどうしたらいいのか、自分は何に取り組み、どんな変化が起きているのか、「ある」をしっかりと見きわめることで、適切な取り組みの方法を発見でき、現実を正しく把握できます。

★

〈センス❽「分別する」を使ったコミュニケーション例〉

患者「この病院に通っていたら、みんなよくならんって言っていた」

看護師「そうなんですね。みんなって、どなたですか?」

患者「伊藤さんと岡田さん」

看護師「お二人の方が、そう、おっしゃっていたんですね」

患者「そうじゃ」

看護師「伊藤さんは通院5年目。岡田さんは3年目ですね。たしかに伊藤さん、岡田さんは状態がよくなったわけではないけど、状態が悪くなったわけでもないですよ。現状をしっかりキープしておられます」
患者「そうなのか」

★

患者「今までずっとこんなに頑張ってきたのに、全然よくならない」
看護師「山田さんはそう思っていらっしゃるのですね」
患者「うん」
看護師「たしかにこの3年間、病院に定期的に通ってくださっているけど、数値は変わってないですね。ただ3年間数値を悪化させていないということは、山田さんのがんばりの結果ですね。これに運動が加わったら、また数値も変わるかもしれませんね」
患者「そうだね」

★

患者「だんだん悪くなってきたな」
看護師「山田さんのおっしゃる通り、クレアチニンが4mg／dℓになってきたので、数値が8mg／dℓ以上になると透析療法になりますね」
患者「……」

看護師「山田さん、いかがされましたか?」
患者「透析はしたくない……」
看護師「山田さんは透析をしたくないと思ってらっしゃるのですね」
患者「透析をしたら、もう人生終わりだと聞いた」
看護師「どなたがおっしゃっていたのですか?」
患者「わからんけど、昔、そんなふうに聞いたことがある」
看護師「そうですか。昔、そんなふうにお聞きになったのですね」
患者「うん」
看護師「今は医療が進んだので、透析をしながら仕事を続けている方や旅行をする方もおられるし、透析をしながらご自身のライフスタイルを楽しんでいる方も

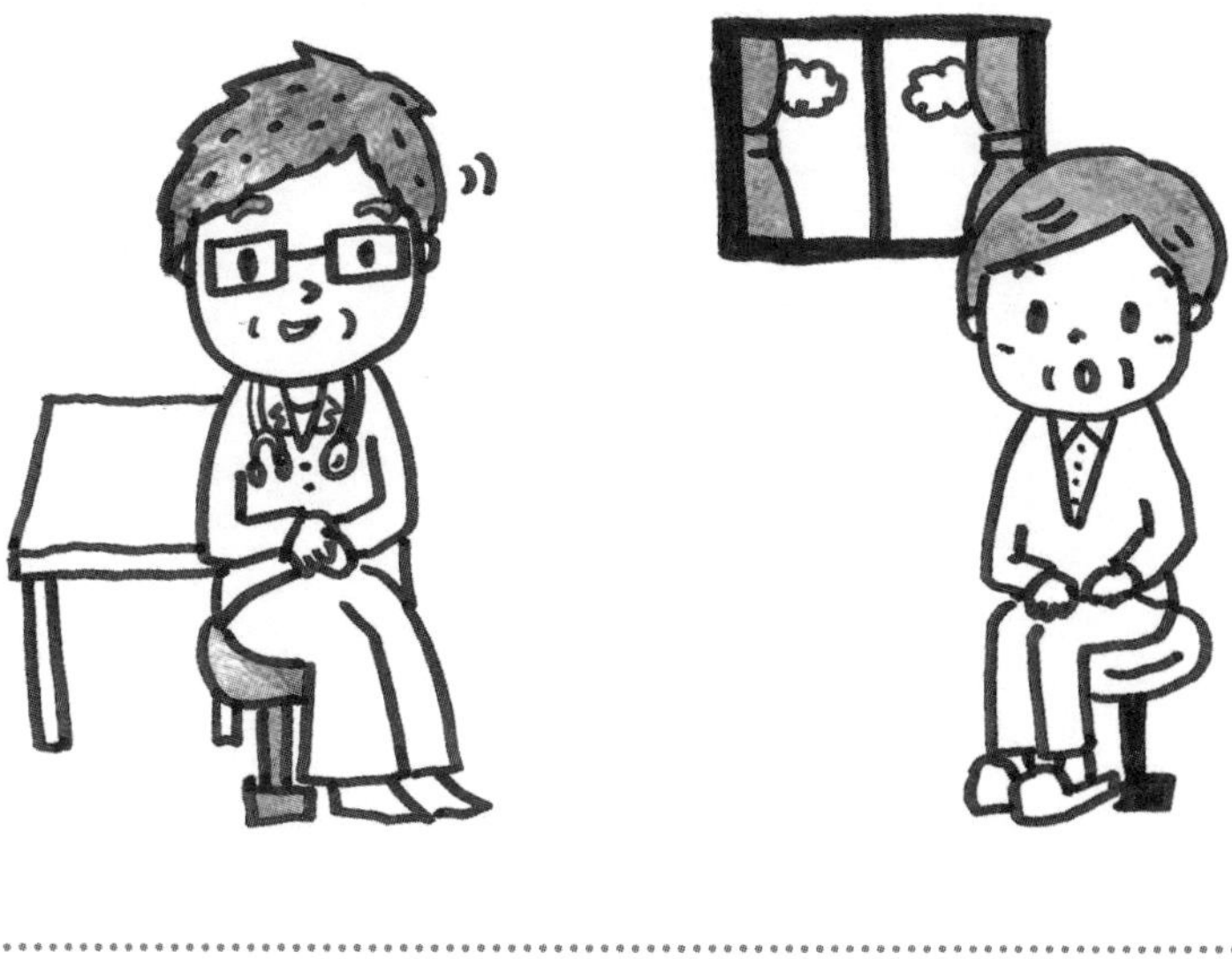

おられますよ」

患者「そうなのか?」

看護師「はい。山田さんが透析療法について不安に思っていることや気になることは何でも尋ねてくださいね。また、数値がこれ以上悪くならないために何ができるか、具体的に相談させてください」

患者「うん。よろしくお願いします」

看護師「こちらこそ、よろしくお願いします」

ポイント

患者が「そうだ」と思っていることを丁寧に一つひとつ尋ねていくと、実は、事実ではないことをそう思っていたことに気づいたり、医療従事者側との認識のずれを発見することもできます。そのときに、患者にとっての「体験」は「ある」ことなので、医療従事者には、その体験はわからないことであり、「ない」ことかもしれませんが、患者に「ある」ことだというのは尊重しましょう。

センス❽「現実にあることとないことに分ける」ことで得る効果

〈患者編〉患者がそうだと思っていたことは、ほんとうは「ない」こと？？？

ある患者は、腰痛で整骨院に行くのですが、そこで針治療をいくら勧められても、自分は針のような痛い治療はしたくないと断固として断っていました。ですので、自分がインスリンを打たないといけない立場になっても、そんな痛いのは絶対に嫌だと。まして、今まで看護師に注射を打ってもらうときは、注射の針が自分に刺さるところは直視できず、目をそらせていたのに、自分で注射など打てるはずがないと。

ところが、どうしてもインスリンを打たないといけないくらい数値が悪くなり、注射を打つために毎回、病院に通うこともできず、仕方なく、患者は注射の仕方を教えてもらって、自分で注射を打ってみました。

患者が恐るおそる注射の針を刺してみると、チクッとするけど痛くなかったそうです。しかも患者が思っていたよりも、ずっと簡単で楽に注射を打つことができ、自分で注射を打てたことに、患者は「自分では絶対できないと思っていたことができた」ことへの感動さえ覚えたそうです。

このように、世間に流れている情報や過去の経験から患者自身が思い込みに捕らわれて、行動につながらないことがよくあります。そんなとき、医療従事者は、患者が思っていることをしっかり受け取って、**センス❽「分別する」**で「ある」ことと「ない」ことに分けてあげるだけで、患者は事実をつかんで、次の行動へ移りやすくなります。

〈医療チーム編〉「ある」ことを扱えば、結果が出る？？？

医療従事者は患者の「わかりました」という返事を聴くと、「ある」こととして、「わかってくれたのだな」と思いがちです。ここが落とし穴になりがちなところです。実際にはわかっていなかったり、誤解している人が圧倒的に多いのです。緊張してわかっていなくても「わかりました」と言ってしまったり、中にはとにかく返事は「わかりました」を言わないといけないと思い込んでいたりする人もいます。（**センス❹「アップセット」**で詳しく伝えています）

ですので、ここで医療従事者は、患者が何をわかっているのか、その具体的な中身をもう少し突っ込んで質問するとよいでしょう。そして、患者が思っていることを**センス❽「分別する」**の「ある」ことと「ない」ことに分けて、整理整頓しながら確認することが大事です。それに、患者も自分が思っていることが「ない」ことだとわかると、「ある」ことだけに取り組みやすくなります。

そして、患者がよく使う「いつも」「いっぱい」「たくさん」「なかなか」「まあまあ」などの抽象的な表現は、患者の判断で使われている言葉なので、具体的事実をしっかりと客観的に確認することが大事です。「いつも食べている⇓3食食べている」「たくさん食べた⇓お茶碗に2杯」「なかなかできない⇓3日に1回はしている」「まあまあ元気⇓出歩く元気はない」など…具体的にとらえます。

また医療チーム内でも、自分たちが共有認識していることも、それぞれの「ない」ことが混ざっていて、判断などがずれていないか、常に確認しながらチーム活動を続けることがミスのない仕事につながります。それぞれの評価や解釈、ストーリーなどにちがいがあるのはよく「ある」ことです。

「患者の伊藤さんは変わりない⇓体調は変わりないけど、体重は増えている」「今日の師長は機嫌が悪そうに見える⇓事実は頭痛で体調が悪いだけ」「佐藤さんに仕事を頼むと遅い⇓前回のその仕事が遅かった」など、それぞれの認識を**センス❽「分別する」**で、細かく確認し合うことで、ものごとが正確に把握され、事実が明らかになります。

コラム③ 変えることのできるもの、変えることのできないもの……

【アメリカの神学者ラインホルド・ニーバーの祈り】

O GOD, GIVE US
SERENITY TO ACCEPT WHAT CANNOT BE CHANGED,
COURAGE TO CHANGE WHAT SHOULD BE CHANGED,
AND WISDOM TO DISTINGUISH THE ONE FROM
THE OTHER

神よ
変えることのできるものについて、（今、自分、行動）
それを変えるだけの勇気をわれらに与えたまえ。
変えることのできないものについては、（過去、他人、反応）
それを受けいれるだけの冷静さを与えたまえ。
そして、変えることのできるものと、変えることのできないものとを、識別する知恵を与えたまえ。

日本語訳（翻訳者：大木英夫）＋（注：岸英光）

この詩に初めて出会ったのは、コミュニケーショントレーニングネットワーク（CTN）のコーチング連続講座の「分別」の回です。

私は起きてしまった出来事やどうしようもない過去、自分の意に反する相手に対して、何とかしたくて懸命にもがいて、苦しんでいました。そんなとき、この詩に出会って、私はふと、変えることができないものにエネルギーを注いでがんばっている自分の愚かさや哀しさ、愛しさに気づいたのです。「あっ、私が傾けているエネルギーを、この変えられるものに注いだらどうなるんだろう……」と。

そこからです。私の人生が新たに動きはじめたのは。同じエネルギー量でも、どこにどう使うかによって、こんなにも自分次第の人生がはじまるということに、私はとても感動しました。それで私は、自分に役に立ったことを他の方たちにも知っていただきたくてお伝えしています。

さて、みなさんが取り組んでいることは、変えることができるものですか？

センス❾「可能を開く」

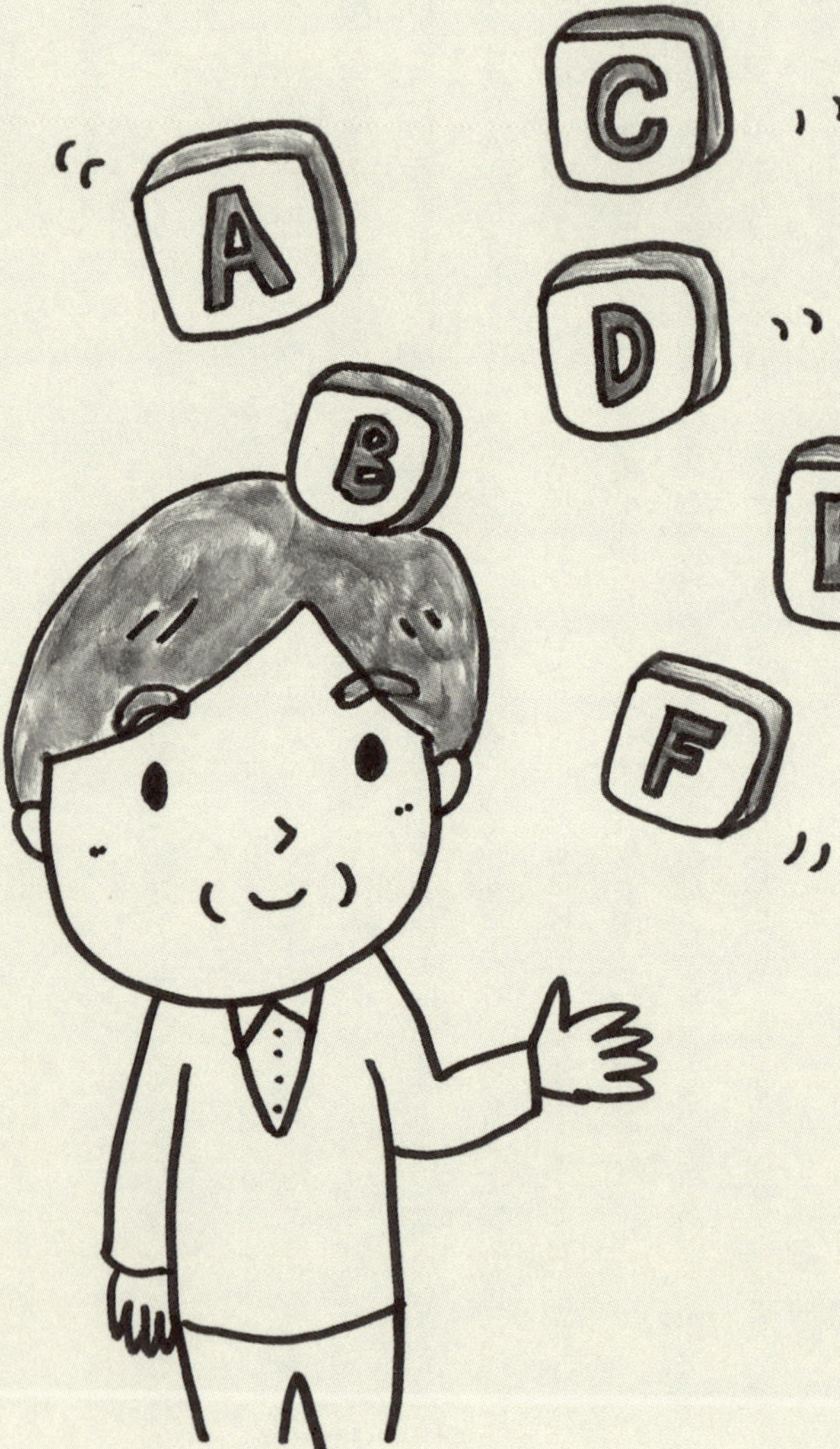

(1) もうダメだ……と思ったけど

「こんな病気になってしまって、もう生きている楽しみはなくなった」とか、「自分で気をつけないといけないことが山ほどあって、めんどくさい」「常に病気の恐怖をもっていないとダメなんだ」など、いろいろと悪いことばかり思ったり、世間で悪いように言われていると思っている患者はたくさんいます。

また、病院で教えてもらった治療法しかダメなのかと思い込んでいた患者が、医師や看護師、栄養士たちときちんと話をしていたら、他のやり方でも大丈夫なことに気づかれる方もおられます。

最初、ひとつの方法でしかダメなのかと思っていると、それだけで患者はしんどくて嫌になったりします。たくさんある選択肢の中から選んでもいいとわかったら、気が楽になっていきます。

もちろん、その選択肢の中には、「インスリンを打ち続ける」であったり、「治療をしない場合、最悪のケースもありうる」など、患者にとっての最悪のケースも含めて、さまざまな選択肢の中から、患者に選んでもらうことが重要です。

人はたくさんの選択肢をもって、その中から自分が選ぶことによって、主体性や責任も生まれてきます。また自分が選んだことはやってみようという意欲にもつながります。

医療従事者は、患者が取り組みやすい方法と可能性があるという立ち位置でかかわることが大事なのです。

(2) 人とコミュニケーションをすることで、選択肢は増える！

選択肢は常にひとつではなく、これはベストな方法と思われている方法でさえ、患者によってベストな方法は変わりうる場合もあります。その患者が取り組みやすく、その患者にとって結果が出やすい方法があるはずです。

そこを医療従事者側も理解して、その患者に合った、その患者が取り組みやすい選択肢を増やせるように、一緒に考えてみる姿勢が大切です。

そうする中で、患者も自分で考えはじめます。患者が自分で考えることによって、その患者自ら自主性を引き出すきっかけにもなるし、医療従事者側だけでは思いもよらなかった方法を患者が自ら編み出すことも可能です。人は自分が考えた方法ほど、熱心に取り組みます。

だからといって、患者一人で考え込んでいると「これしかない」と自分の枠の中で結論づけてしまいますが、医療従事者と一緒にコミュニケーションをすることによって、自分の枠を超えたところに方法を見出すこともできます。それは、患者にとっては希望が増えることにもつながります。この方法が**センス❾「可能を開く」**です。

〈センス❾「可能を開く」を使ったコミュニケーション例〉

看護師「田島さんがやってみたいとか、興味がある健康法はありますか?」
患者「そういえばヨガが気になっているんですが、今までやったことないんです」
看護師「ヨガですか〜。健康によさそうですね。他には何かありますか?」
患者「他ですか。そうですね、太極拳も気にはなってるんです」
看護師「それも楽しそうですね。他には?」
患者「ああ、あれも……」
看護師「他には?」
患者「そうそう、これも……」
看護師「他には?」……
このやり取りを楽しみながら、患者がたくさんの方法が出たなと思えるくらいまで続けます。
看護師「いろいろやってみたいことがありそうですが、何か試してみますか?」

患者もこんなにやりたいことがあるんだったら、どれか試してみようと思えます。ひとつ試してできなくても、他にもまだあるから、別のことを試してみようと軽やかな行動につながりやすくなります。

ポイント

これは尋ねる医療従事者が、この患者の中には、いろいろとやってみたいことや興味があるんじゃないかと、心の中で思いながら尋ねることが大事です。そして、たとえ何も出てこなくてもOKという許容ももって、その時は一緒に考えましょうという態度で取り組みます。

ここではやれることを言ってもらうのではなく、「実際にやれるか、できるか」にとらわれず、ハードルを下げて「やれるかどうか、できるかどうかわからないけど、やってみたい、興味がある」ということを患者から引き出します。むりやり引き出そうとするのではなく、相手の中には何かあるだろうから、それを一緒に見つけて引き出そうというような立ち位置です。

これが**センス❾「可能を開く」**です。

センス❾「可能を開く」が増える効果

〈患者編〉「これはムリ!」と思っていたのが……

患者はそれぞれ自分の病気について、思い込んでいることがあります。その思い込みをもったまま医療従事者の説明を聞いても、結局は自分の思い込みの世界に居続けることもよくあります。

また、多くの患者が「～したらダメ」「～しないといけない」など禁止事項に縛られ、苦しくなっていることがたくさんあります。禁止事項を守ることも大事ですが、いつもそこばかりにスポットを当てた生活をするのはしんどいことです。継続できなくなります。

そこで禁止事項があっても、どうすれば患者が望む生活を過ごせるのか、患者が楽しく暮らす工夫にはどんなことあるのか、患者のモチベーションアップにつながる選択肢を**センス❾「可能を開く」**の観点から、医療従事者もともに考える取り組み姿勢があると、患者自身も積極的に考えはじめます。患者は自分が選べる選択肢を常にたくさん考え、「これも可能かも」「他にもまだあるかも」と考えていく習慣が身につくと、軽やかに治療に取り組めます。

〈医療チーム編〉「他にも、こんな方法があるかも～」

医療従事者は忙しい仕事の中で、いつのまにか「このやり方でこうするのがベスト」となっていることがあります。それはミスの許されない現場では、合理的で効果的なのかもしれませんが、ときには、あえて他のやり方を試してみることで、今以上のベストを発見することにつながります。

また、医療チーム内で、意見の異なるコミュニケーションが活発なとき、それぞれの意見を否定するところから入るのではなく、それも可能だとしたら何につながるのかなど、あえて**センス❾「可能を開く」**の観点からみると、今までとはひと味ちがう話の展開を創り出すことができます。

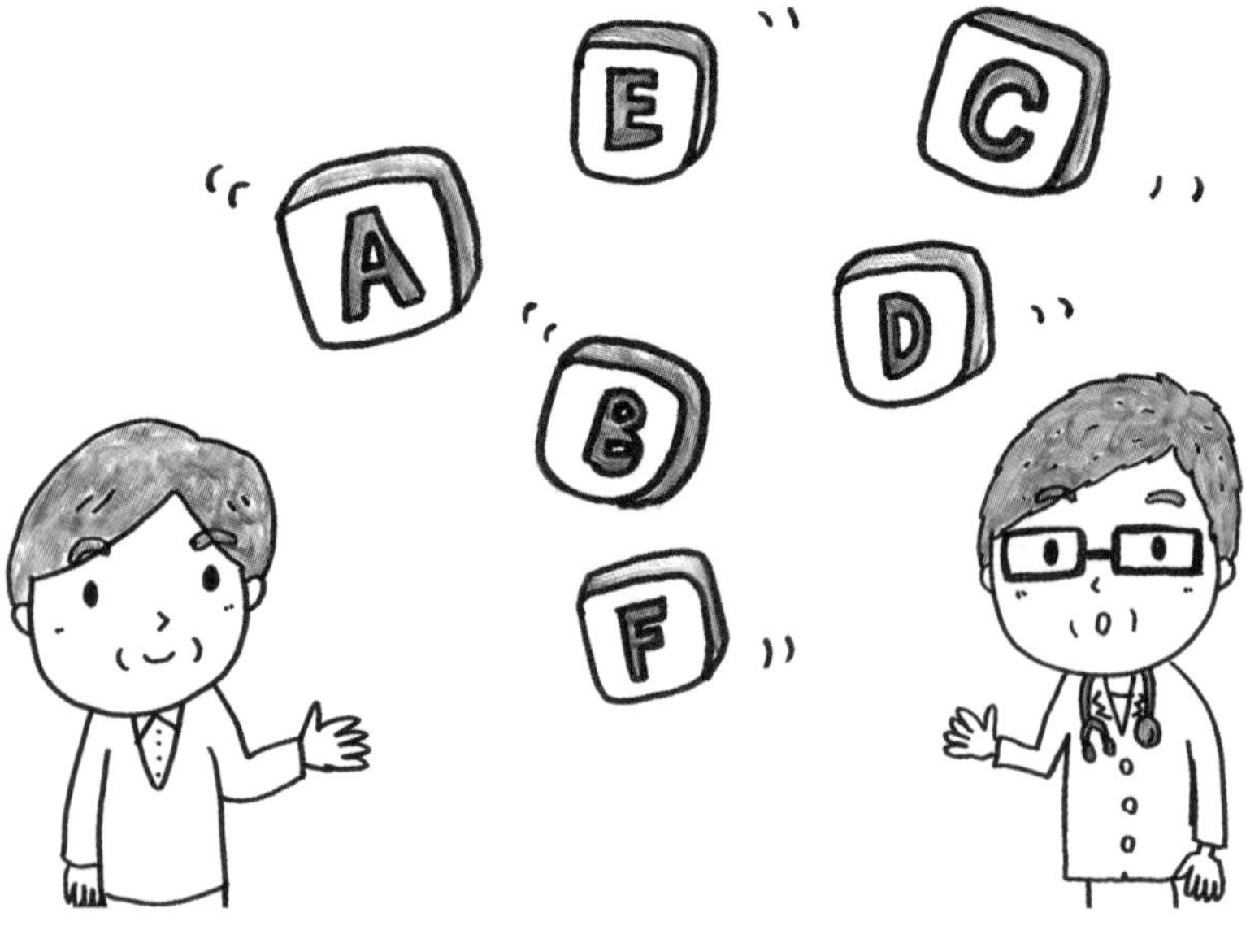

医療従事者のあり方が問われるとき、**センス❾「可能を開く」**の立ち位置からかかわることによって、多くのことが可能になっていくでしょう。

センス⑩「宣言する」

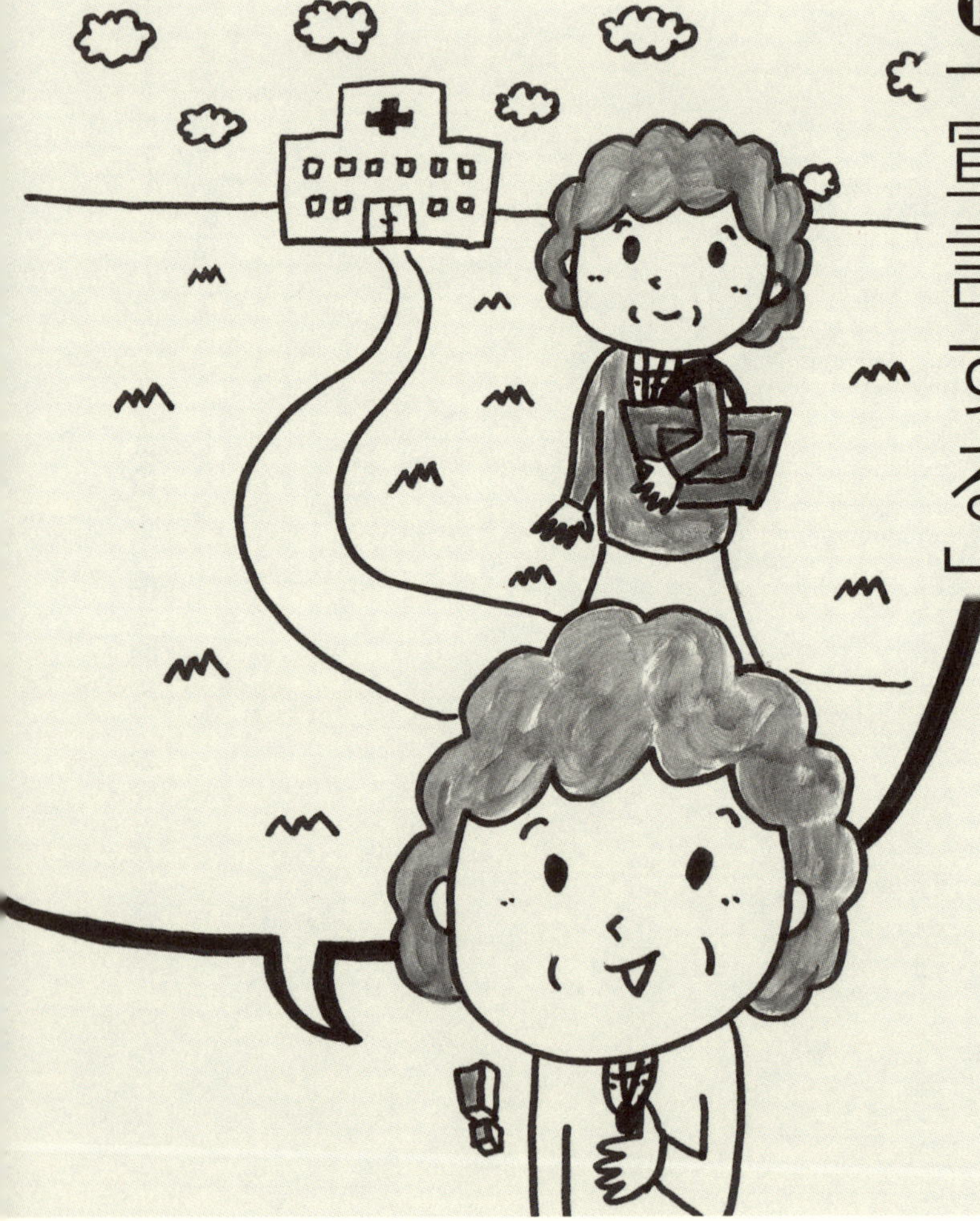

(1) 自分で発言することで生まれる自主性や積極性

人って、自分と自分との約束って、簡単に破りますが、人とした約束は守ろうとしませんか？口に出して言わないと、自分自身との約束は誰にもわからないから、知らないうちにやめたり、やらずにおいても誰にもわからないし、迷惑かからないし……と自然消滅することがよくあります。しかし、他人と約束をすると、約束を破りたくない自分が現れますよね。

それに、自分の耳で自分が発している言葉を聞くと、自分でも、自分が言ったことをやろうと、自分で自分の言葉に引き込まれていくことは多々あります。それを「この人はやる人だ」と受け取ってくれる人の前で宣言することで、自主性や積極性がさらに湧いてくるものです。患者にとっては、この受け取ってくれる人の存在が大きいものです。受け取る人にとっては、「この人はやる人だ」と相手のことを心の中でしっかり思って受け取ることが、一番のポイントです。

生活習慣病診療において、「患者に、自分の行動を宣言してもらう」「選択を、患者に選んでもらう」ということが大事ですが、患者が自ら発するようになることが、治療の効果を上げます。

⑵人に受け取ってもらうことで生まれる安心感や責任感

自分が言った言葉を「この人はやる人だ」と受け取ってもらうことの心地よさは、体験したことがある人でないとわからないかもしれませんが、すごく力づけられます。これは医療チーム内でもぜひ、受け取りあいをして実感していただきたいものです。

人は自分以外に、自分を「やる人だ」と思ってくれている存在があるとがんばれます。また、自分が言った言葉を受け取ってもらっていると、万が一、自分が忘れていたり、くじけていたりしても、その言葉を聴いてくれていた人が、「あの時、言っていたことはその後どうですか」などと尋ねてくれたり、覚えていてもらえたりすると、また、その気持ちを取り直してやろうとするものです。だからこそ、その人を「いつもやる人だ」と受け取り続けることが大切です。

実際に、患者が「宣言したこと」をできなかったとしても、それはそのまま認めることです。それがダメとするのではなく、いったん、完了にして、またやればいいだけです。できなかったら格好悪いとか、できないといけないとよくよくするのではなく、「口に出してやってみよう」とする行動を大切にして対応することです。

患者は宣言したことができなかったとき、自分で言いだしたからこそ、そこから次の方法を考えはじめます。この繰り返しで患者も成長し、挑戦心が育ち、自分にあった方法を編み出していくのです。赤ちゃんがいきなり歩き出せないように、試行錯誤を繰り返し、ときには後退し止まってしまうこともありつつ、成長します。医療従事者には、大らかに患者を受け取ること、見守ることも必要なのです。

〈センス⑩「宣言する」を使ったコミュニケーション例〉

医師「何かやってみたい運動など、ありますか?」
患者「そうですね。運動はなかなかできないので、自転車で通うのをやめて、歩いて通ってみます。歩いたら20分くらいなので」
医師「それもいいですね〜」
患者「はい。次回からそうします」
医師「わかりました。ではまた次回、そのお話を聴かせてくださいね」

ポイント

聴く側は、相手を「やる人だ」と心の中で思って受け取ることが大事です。そのときに、相手ができるかどうか、やれるかどうかではなく、「やる人」として対応するのです。そして、「やってもよし、やらなくてもよし、そしてやる人として聴く」というあり方で相手を受け取ります。聴く側には、その行動の成功への願いを意図しつつ、失敗への許容をももって聴くというあり方が求められます。

センス⑩「宣言する」がもたらす効果

〈患者編〉よーし、やってみよう！

患者は、「宣言したことを絶対にやらないといけない」というような雰囲気では、怖くて宣言することができません。誰もがそうです。「宣言したけど、できなくてもＯＫ」という空間でないと、チャレンジは生まれないものです。

ここでは宣言したことを必ずやることが大事ではなく、宣言してそれをやっていく習慣を創ることが大事なのです。患者が気負いなく宣言できるようになると、気負いなくチャレンジもできるようになり、そこから少しずつ結果が出はじめます。そうなると、患者も宣言して行動することが楽しくなってきます。そして、いろんなことを宣言できる自由さも生まれるのです。そこには患者の自主性や積極性があふれています。

成功への近道は、失敗してもやり続けられる環境にあります。

〈医療チーム編〉自分は、やる人なんだ！

医療従事者は、宣言したことは必ずやりとげないといけないと周囲から思われがちなだけに、必ずやりとげられることしか宣言できなくなります。そこには新しいことに対してのチャレンジも成長も生まれにくくなります。

たしかに、患者との約束は守らないといけません。しかし、たとえば「夏までに3キロやせる」や「英語で会話できるようになる」など、個人的なことは宣言して失敗しても、完了して、また再チャレンジすればいいのです。医療従事者のチャレンジしている姿は患者にも触発や勇気を与えます。

また、医療チーム内でお互いに宣言し、「やる人」として対応し合うことで、それぞれの取り組みを共有することになり、親近感が増し、前向きなチーム関係の構築にも役立ちます。医療チーム内であれば、「注射打ちの達人になる」「自分がかかわる患者は、数値がよくなる」など宣言してチャレンジしても差し支えないでしょうから、そうすることで、医療の質もあがっていきます。

まとめ

これらの機能する10のコーチングセンスの基になるのは、繰り返しお伝えしてきましたが「あり方」になります。常に「自分がどうあるのか」から生まれた行動が大事なのです。この「あり方」は、**センス❷**でお伝えした**「意図」**でもあります。意図を探究することは、自分がどうあるのかを探究することでもあるのです。

そして、どんなときでも相手を**「受け取る」（センス❺）**ところからはじまります。相手を受け取っているからこそ、関係性がはじまるのです。「受け取る」のところで、「ただ受け取る」ことの重要性をお伝えしましたが、何の解釈も色合いもつけずに受け取るからこそ、どんな状況でも、どんな相手でも受け取ることはできるのです。しっかりした「あり方」を創り、「受け取る」ができてくると、その次にそれぞれのコーチングセンスがより活かされていきます。

そして、アクセプト・コーチングで、患者を癒すことを意図してかかわっていくのです。なんだかむずかしいとお感じの方も、武道や茶道を極める中で使われる「守破離《しゅはり》」という言葉があるように、最初は型を守るという「守」のトレーニングからはじめてください。それは、この章でお伝えした10のコーチングセンスを一つひとつ、ただ実践してみるところからはじめるのです。

その後、「破」のトレーニングとして、コーチングセンスを使った自分を観察し、相手の反応を観て探究し、繰り返し実践していく中で、自分にあったよりよい独自のコミュニケーションスタイルを模索します。そうしていく中で、「離」のトレーニングとして最終的には既存の型を破って、自分自身のコミュニケーションスタイルを生み出し、磨いて、自在に活用できるようになるのです。そうなると、型から入ってもいつの間にか「あり方」という中味も創作していくことになります。

型から入るか、あり方から入るか、それぞれ自分が入っていきやすい方法があると思いますが、いずれにせよ、コミュニケーションを身につけるには実践あるのみです。どんどん試して、人という深淵《しんえん》な魅力に触れる機会をどうぞお楽しみください。

【参考文献】

(1)中井吉英監修、内分泌糖尿病心理行動研究会編『医療における心理行動科学的アプローチ糖尿病――ホルモン疾患の患者と家族のために』２００９年、新曜社

(2)花房俊昭企画編集「糖尿病患者のこころとからだ――心理行動科学的アプローチによる治療戦略」『月刊糖尿病』２０１２年４月、医学出版

(3)佐藤元美・松嶋大著『健康増進外来』２０１１年、新興医学出版社

(4)ＡＤＡ（米国糖尿病学会）、監訳中尾一和・石井均『糖尿病診療のための臨床心理ガイド』１９９７年、メジカルビュー社

(5)ボブ・アンダーソン／マーサ・ミッチェル・ファンネル著、石井均監訳『糖尿病エンパワーメント、愛すること、おそれること、成長すること第2版』２００８年、医歯薬出版

(6)岸英光著『エンパワーメントコミュニケーション』２００３年、あさ出版

(7)岸英光著『プロコーチのコーチングセンスが身につくスキル』２００８年、あさ出版
(8)岸英光他著『課長塾　部下育成の流儀』２０１３年、日経ＢＰ社
(9)岸英光著『ほめない子育てで子どもは伸びる』２０１０年、小学館
(10)アーノルド&エイミー・ミンデル著、藤見幸雄＋青木聡訳『うしろ向きに馬に乗る』１９９９年、春秋社
(11)深尾篤嗣・村川治彦『心身医学から魂身医学へ――東西融合心身医療による第三段階医学・医療へのパラダイムシフト』日本トランスパーソナル心理学／精神医学会誌『トランスパーソナル心理学／精神医学』２０１０年8月
(12)深尾篤嗣・村川治彦『全体性を目標とする心身医療の試み――プロセス指向心理学が有効であった強迫性障害の一症例』日本トランスパーソナル心理学／精神医学会誌『トランスパーソナル心理学／精神医学』２０１１年7月
(13)深尾篤嗣・村川治彦「『問題』の中に『解決』を見出す心身医療――プロセスワークと解決志向アプローチ併用が奏功したうつ状態、摂食障害合併1型糖尿病患者の1症例」日本トランスパーソナル心理学／精神医学会誌『トランスパーソナル心理学／精神医学』２０１２年9月
(14)深尾篤嗣・藤見幸雄・後山尚久・中井吉英・花房俊昭「プロセスワークが有効であったうつ病合併生活習慣病患者の１例」『心療内科』第12巻第1号、別刷２００８年1月、科学評論社
(15)一條智康・山岡昌之「心療内科の実際」『綜合臨床』２０１０年11月、Ｖｏｌ．59／Ｎｏ．11
(16)和田秀樹著『〈自己愛〉と〈依存〉の精神分析コフート心理学入門』２００２年、ＰＨＰ新書
(17)和田秀樹著『壊れた心をどう治すかコフート心理学入門Ⅱ』２００２年、ＰＨＰ新書
(18)春木繁一著『サイコネフロロジーの臨床』２０１０年、メディカ出版

かけがえのない出会いから

2006年7月22日は、記憶に残る一日になりました。祖母が患っていた糖尿病に関する発表事例と、富士見ユキオ先生によるプロセス指向心理学の発表を拝聴したくて初参加した日本心身医学会近畿地方会で、とても大切なものをいっぺんにふたつも手にすることができたのですから。

ひとつめは、鮮烈な直感。いくつかの発表を拝聴していた私は、生活習慣病の治療にコーチングが果たせる役割は大きいとひらめいたのです。この本の着想を得た瞬間だったと思います。そしてふたつめは、かけがえのない出会い。すぐに失礼するつもりでのぞいた懇親会で、はじめてご挨拶させていただいた方からコーチングの勉強をしたいとうれしいお申し出をいただいたのです。それが、遅々として筆の進まない私を8年もの長い間ずっと支えてくださることになる共著者の深尾篤嗣先生との運命的な邂逅《かいこう》でした。顧みれば、何か見えない力が働いたのではないかと思わざるを得ません。

そして、多忙にもかかわらず何度も何度も書き直した原稿をいつも快く監修してくださったコミュニケーショントレーニングネットワーク（CTN）の岸英光さん、この本の価値を認め応援してくださったクリエイツかもがわの田島英二さん、ご縁をつなぎ適切なアドバイスをくださった學匠の梶谷康則さん、本当にありがとうございました。

取材にご協力くださった医院や医療従事者、患者のみなさま、お忙しいなか貴重な時間を割いてくださって、本当にありがとうございました。みなさま方の現場の声やご自分が体験したことをお聴かせくださったからこそ、この本の内容は深まりました。

それから、定期的に開催されている「内分泌糖尿病心理行動研究会」に長く参加させていただいたおかげで、そこで発表された先生方の現場の話から多くを学び、この本の参考にさせていただいたことも大いにありました。深く御礼申し上げます。

最後になりましたが、この本を手に取ってお読みくださったあなたに、心からありがとうございます。

山本美保

【取材協力者の方のお名前一覧（感謝をこめて）】五十音順

●藍野大学短期大学部／学長 佐々木惠雲様
●affetto mille／横山淳様
●茨木市保健医療センター／保健師 中林志保様／保健師 伊藤一美様／保健師 奥村啓子様／理学療法士 永友良純様／理学療法士 下田知子様／職員ご一同様
●医療法人上田内科クリニック／院長 上田信行様
●医療法人秀悠会中川クリニック／院長 中川秀幸様／貞廣忠夫様／貞廣節子様／河村紘一様／多数の患者様／職員ご一同様
●医療法人柏友会柏友千代田クリニック／院長 岡田範之様／職員ご一同様
●NPO法人 ひとり暮らし高齢者の笑顔をつくる会／理事長 野﨑ジョン全也様
●管理栄養士 田中陽子様

●公立大学法人和歌山県立医科大学附属病院紀北分院／看護師
池田光余様
●小西病院／小西則久様
●コミュニケーショントレーニングネットワーク（ＣＴＮ）／
メンバーご一同様
●笹井内科／院長 笹井智令様
●ＣＴＮ九州完了生／松山利奈様
●就活コーチ／杉本慎子様
●社会医療法人健生会土庫病院／医師 洲脇直己様
●社会医療法人健生会日の出診療所／所長 土井真知子様
●社会医療法人健生会／前看護部長 中本弘子様
●すみれ病院／院長 小西俊彰様／内科医師 上田実希様／
看護師 永田浩子様／看護師 西昌子様
●精神保健福祉士 藤井朋広様
●認定プロセスワーカー・カウンセラー 藤崎亜矢子様
●ビジネスコーチ 矢頭達也様
●保健師 大西友子様
●前田昌徳様　由香様
●松本コミュニケーション研究所／主宰 松本真紀子様
●安井サナエ様

ここに掲載した方以外にもたくさんの方々にお世話になりました。
かかわらせていただいたみなさまに、心からの感謝を込めて、ありがとうございます。

第4章

生活習慣病とアクセプト・コーチング

深尾篤嗣

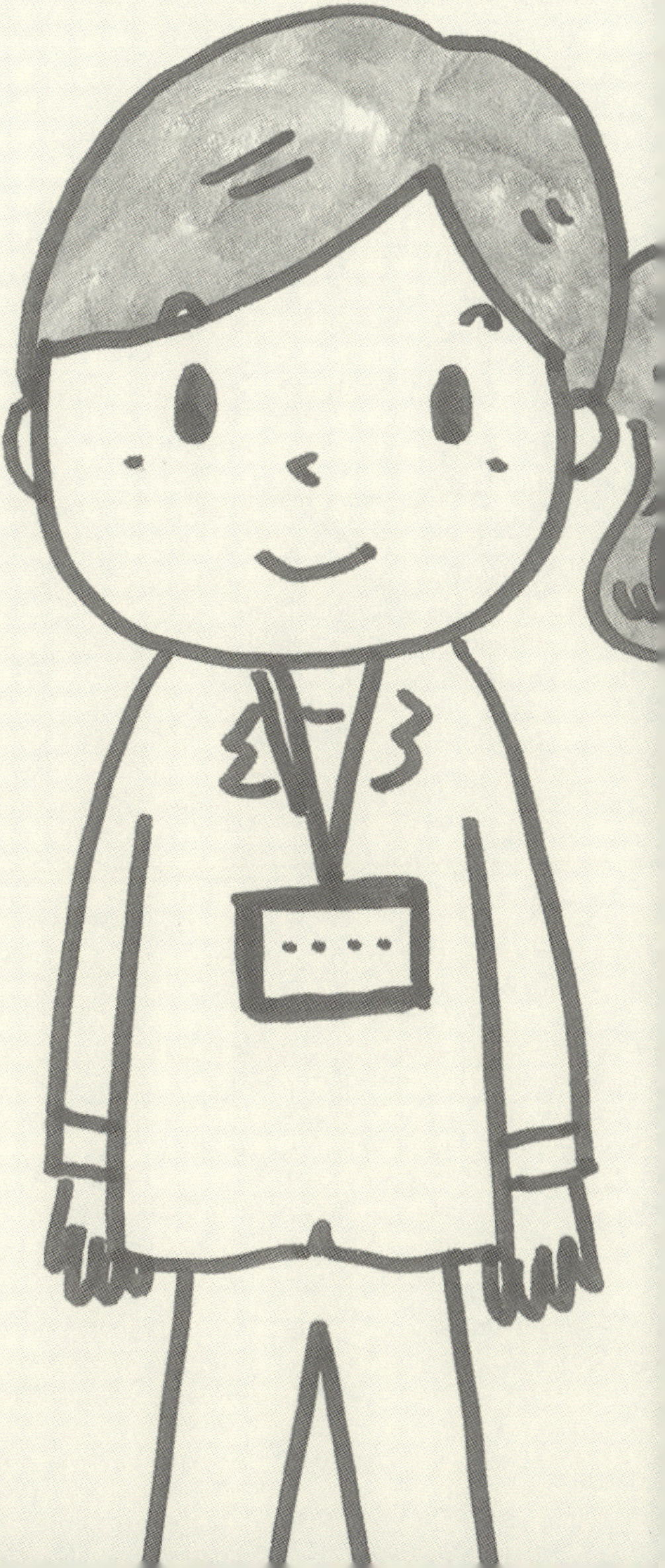

ここでは、生活習慣病の代表的疾患である糖尿病を例にして、生活習慣病におけるアクセプト・コーチングの意義について解説します。

糖尿病の心身医学

心身医学とは文字通り「心と身体との関係（心身相関）を研究する医学」です。デカルトの心身二元論以来、近代西洋医学が客観的で科学的研究を行いやすい物理的身体のみを対象にしてきた反省として、精神分析を専門とする精神科医を中心に20世紀初頭に生まれ、その後、行動医学や精神生理学などが導入されて発展してきました。

現在ではさまざまな身体疾患において、その発症や経過に心理社会的要因が密接に関係していることがわかっており、そのような病態は「心身症」と呼ばれます。表1にあげた通り、糖尿病も多くの研究により、その発症や経過に影響するさまざまな心理社会的要因が明らかにされているため典型的な心身症と言えます[1)〜3)]。

糖尿病の心身医学的病態は、精神生理学的機序と心理行動医学的機序とに分けて考えると理解しやすいと思います。まず、精神生理学的機序としては、ストレスによって視床下部下垂体副腎皮質系および交感神経副腎髄質系の亢進により、それぞれコルチゾールとアドレナリンと

【発症要因】
・ライフイベント（生活大事件）
・日常苛立ち事
・実験的ストレス（？発症を抑制するという報告もある）
・うつ病、うつ状態

【増悪要因】
・ライフイベント（生活大事件）
・日常苛立ち事
・実験的ストレス（高血糖、低血糖の両方の報告あり）
・感情…疾患や治療に対する不安、怒り、悲しみ、否認など
・認知の偏り…疾患や治療に対する誤った知識や不合理な信念
・アレキシサイミア（失感情言語症）
・アレキシソミア（失体感症）
・タイプＡ行動パターン
・外的ローカス・オブ・コントロール（ストレスの起源を外的問題に帰する）
・うつ病、うつ状態
・不安障害（インスリン注射や低血糖への恐怖など）
・摂食障害（インスリン注射の省略、重症低血糖、過食、アルコール依存など）
・認知症（治療行動全般が困難になる）

【改善要因】
・自我の発達…衝動制御、道徳観、認知の複雑化など
・エゴグラムのＡ尺度
・ヘルスビリーフ（健康信念）
・セルフエフィカシー（自己効力感）
・セルフエスティーム（自尊感情）
・ストレス対処行動（問題焦点型対処行動、積極的認知対処行動）
・内的ローカス・オブ・コントロール（ストレスの起源を自分の責任に帰する）
・社会的支援…家族の支援、患者会、治療同盟など

表１ ● 糖尿病の発症および経過に関係する心理社会的要因

	男性	女性
例数	44	50
年齢（歳）	50.6 ± 7.6	49.8 ± 8.5
罹病期間（年）	8.4 ± 5.8	8.5 ± 6.6
H b A1c (%)	7.8 ± 5.8	8.2 ± 1.9
現在の BMI	22.2 ± 3.0	23.8 ± 3.7*
過去最高の BMI	26.1 ± 5.0	27.2 ± 4.5
コーピング使用頻度（点）		
問題焦点型対処行動	15.8 ± 5.0	13.7 ± 5.3
情緒焦点型対処行動	20.8 ± 8.5	22.2 ± 6.9
積極的認知対処行動	9.2 ± 3.7	9.2 ± 3.5
期待的思考	3.4 ± 2.8	4.4 ± 2.9
自責	3.6 ± 2.5	3.9 ± 1.9
回避	4.5 ± 2.8	5.0 ± 2.4
食事で気晴らしをする	0.4 ± 0.7	0.9 ± 0.8**
飲酒で気晴らしをする	0.6 ± 0.7*	0.1 ± 0.4
社会的支援を求める	5.5 ± 3.3	6.2 ± 3.6

＊：$p<0.05$, ＊＊：$p<0.01$

表2 ● 2型糖尿病患者におけるコーピング使用頻度の男女間比

いうホルモンが上昇します。これらストレスホルモンは、ともにインスリン抵抗性を増加させて血糖を上昇させる働きがあるのに加え、内臓脂肪蓄積や遊離脂肪酸増加にも関係しています。

一方、心理行動医学的機序としては、たとえば筆者ら[4]は、2型糖尿病患者を対象にして、ストレス対処行動（コーピング）の男女差および血糖コントロールとの関係を調査しました。まず男女間の比較では、男性は飲酒、

	男女合計		男性		女性	
	良好群	不良群	良好群	不良群	良好群	不良群
例数	44	50	26	18	23	27
年齢（歳）	49.9 ± 7.9	50.1 ± 8.4	51.5 ± 7.2	49.2 ± 8.2	48.4 ± 8.6	50.1 ± 9.5
罹病期間（年）	7.3 ± 5.7	9.4 ± 5.3	7.4 ± 6.5	9.8 ± 4.4	6.7 ± 4.9	10.2 ± 7.5
HbA1c (%)	6.7 ± 0.8	9.5 ± 1.5***	6.7 ± 0.8	9.4 ± 1.5***	6.7 ± 0.8	9.6 ± 1.4***
現在の BMI	22.5 ± 2.8	23.7 ± 4.0	22.5 ± 3.0	21.9 ± 3.0	22.4 ± 2.6	24.9 ± 4.0*
過去最高の BMI	26.1 ± 4.7	27.5 ± 4.8	26.6 ± 5.7	25.5 ± 3.9	25.3 ± 3.2	28.7 ± 4.9**
コーピング使用頻度（点）						
問題焦点型対処行動	15.8 ± 3.6*	13.5 ± 6.5	16.2 ± 3.7	15.1 ± 6.5	15.4 ± 3.5*	12.3 ± 6.1
情緒焦点型対処行動	22.8 ± 8.1	20.2 ± 7.2	23.0 ± 8.9*	17.5 ± 6.8	22.4 ± 7.1	22.1 ± 6.8
積極的認知対処行動	10.0 ± 3.3*	8.4 ± 3.8	10.0 ± 3.7	8.1 ± 3.7	9.9 ± 2.8	8.6 ± 3.9
期待的思考	4.0 ± 3.0	3.8 ± 2.9	3.8 ± 3.0	2.8 ± 2.4	4.1 ± 2.9	4.6 ± 2.9
自責	4.1 ± 2.3	3.4 ± 2.1	4.2 ± 2.6	2.8 ± 2.2	4.0 ± 2.1	3.9 ± 1.8
回避	4.8 ± 2.7	4.5 ± 2.5	5.0 ± 2.9	3.8 ± 2.6	4.8 ± 2.5	5.1 ± 2.3
食事で気晴らしをする	0.5 ± 0.7	0.7 ± 0.8	0.3 ± 0.6	0.4 ± 0.7	0.8 ± 0.7	1.0 ± 0.7
飲酒で気晴らしをする	0.4 ± 0.7	0.3 ± 0.5	0.6 ± 0.8	0.6 ± 0.7	0.2 ± 0.5	0.0 ± 0.2
社会的支援を求める	5.9 ± 3.2	5.9 ± 3.8	5.6 ± 3.5	5.4 ± 3.0	6.2 ± 2.7	6.4 ± 4.3

＊：p<0.05, ＊＊：p<0.01, ＊＊＊：p<0.001

表 3 ● 2 型糖尿病患者におけるコーピング使用頻度と
血糖コントロールの良否の関係

女性は食事で気晴らしする頻度が多いこと、女性では気晴らし食いを反映して、調査時のＢＭＩ（Body Mass Index の略：肥満度を表します）が、男性より有意に高いことがわかりました（表２）。

次いで、血糖コントロールとの関係でみると、男女合わせての検討では、問題焦点型対処行動（ストレスの原因となるストレッサー自体を解決する対処行動）および情緒焦点型対処行動（ストレッサー自体ではなく、気晴らしなどで気持ちを解消する対処行動）のうちの積極的認知対処行動（いわゆるプラス思考）の頻度が、コントロール良好化に関係していました。男女別にみると、男性では情緒焦点型対処行動が、女性では問題焦点型対処行動の頻度が、それぞれコントロール良好化に関係しているという違いが認められました（表３）。さらに女性では、コントロール不良群が良好群よりも、過去最高および調査時のＢＭＩが有意に高値であったことにより、気晴らし食いがコントロール不良化に関係していることが示唆されました。

また、うつ病、うつ状態が糖尿病に伴いやすいことが知られており、うつ合併例では血糖コントロールが不良で、合併症のリスクも高いことが知られています。この場合、うつが先か、糖尿病が先かが問題になりますが、疫学的研究のメタ解析により、糖尿病がうつに先行するより、うつが糖尿病に先行する例の方が多いことがわかっています。この機序としては、うつがインスリン抵抗性を上昇させる精神生理学的機序とセルフケア行動（食事制限、運動療法、禁煙など）を阻害する心理行動学的機序があります。

拒食症や過食症といった摂食障害も糖尿病、特に１型糖尿病に合併しやすいことが知られて

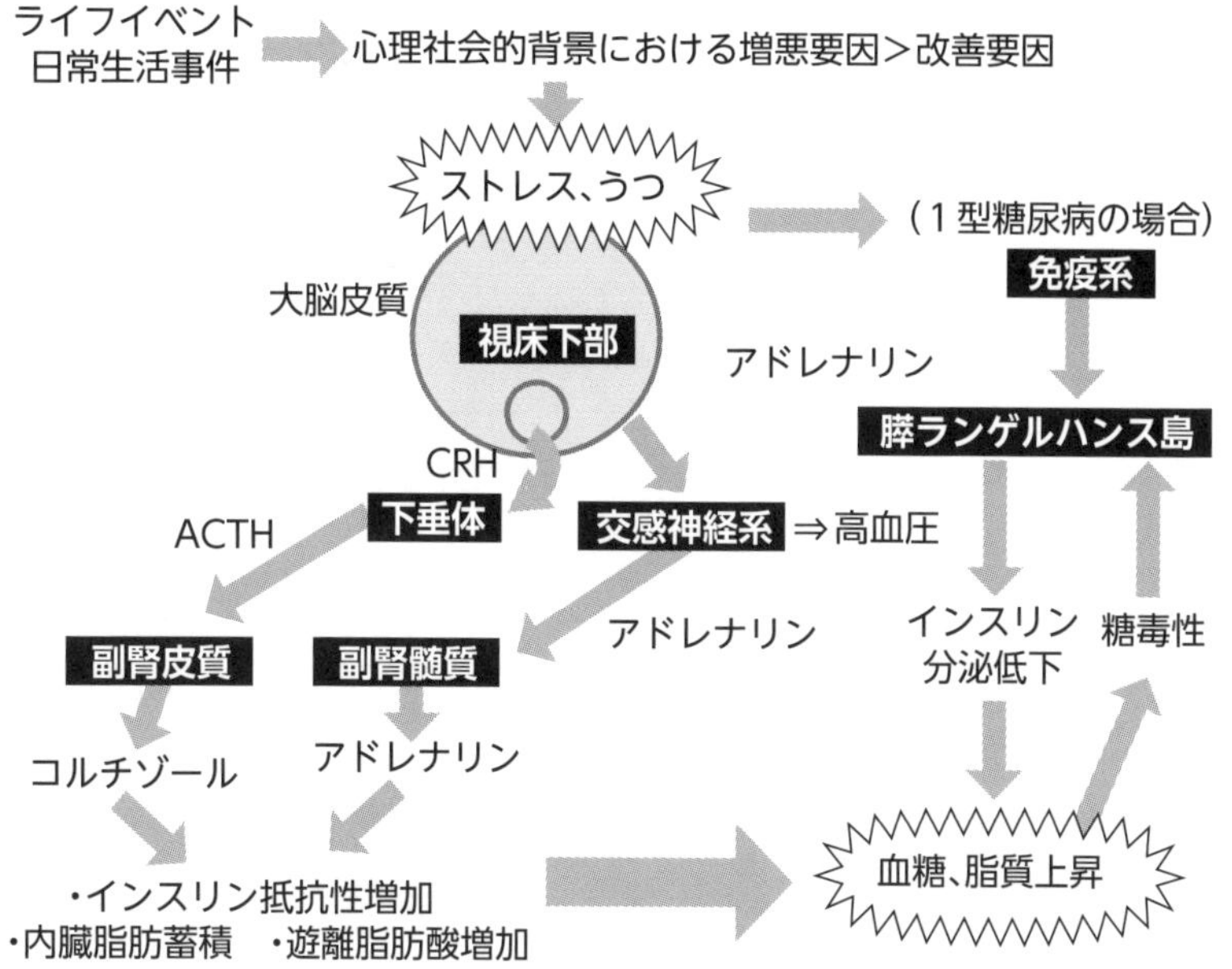

図1 ● 糖尿病の心身医学的病態仮説（精神生理学的機序）

います。摂食障害が合併した場合の問題点としては、過食による血糖コントロールの悪化の他、肥満恐怖にもとづくインスリン注射の省略や中止、拒食による重症の低血糖、アルコール依存などがあります。さらに最近では、高齢患者における認知症の合併も治療行動を阻害する要因として注目されています。

上記のことから、本症の心身医学的病態仮説は図1、2のように考えられます。発症要因であるライフイベント（生活大事件）または日常生活事件に遭遇した際、表1にあげた患者の増悪要因が改善要因より優勢であった場合、ス

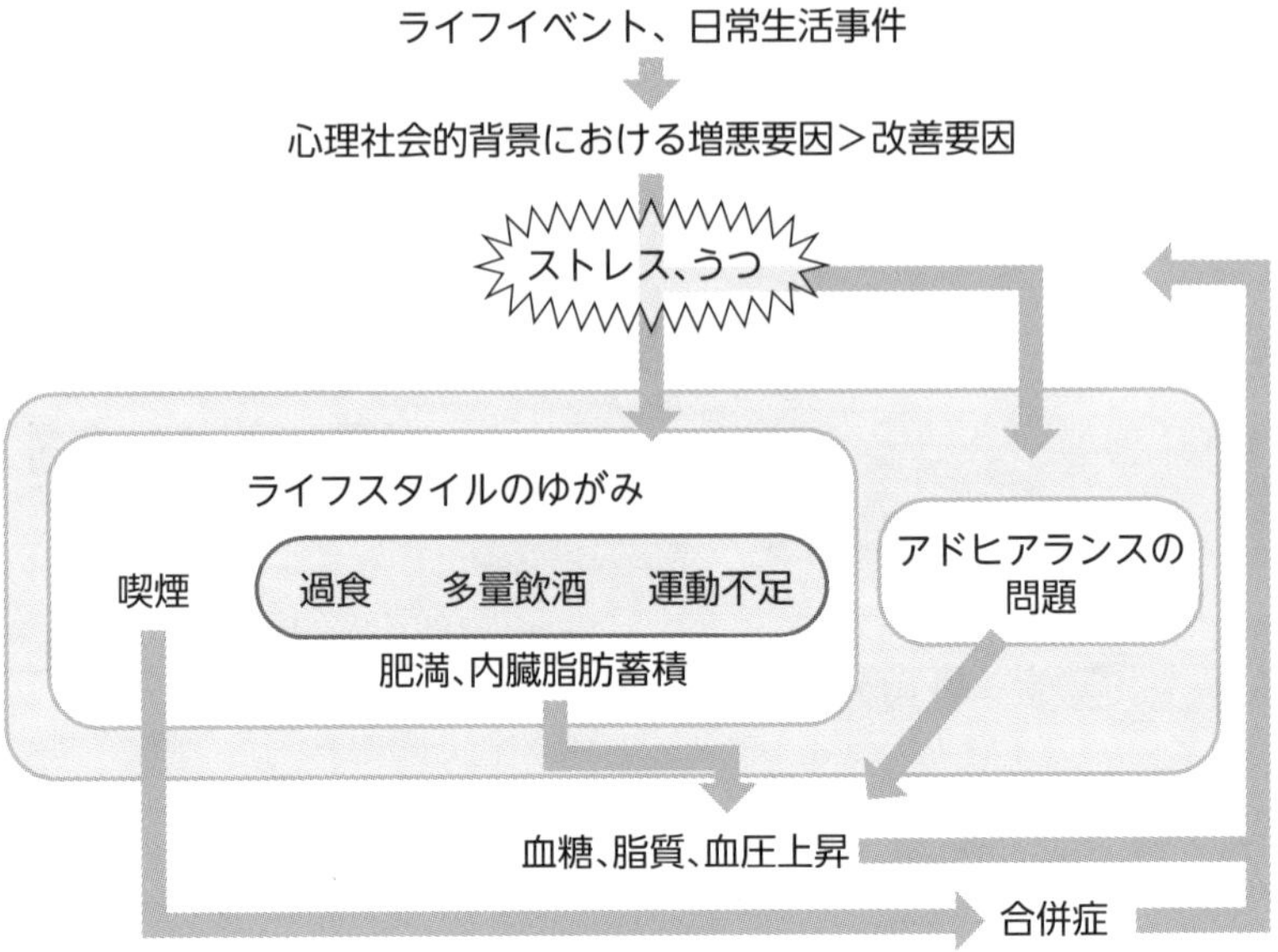

図２ ● 糖尿病の心身医学的病態仮説（心理行動医学的機序）

トレスまたはうつが生じます。精神生理学的機序（図１）としては、視床下部下垂体副腎皮質系および交感神経副腎髄質系の亢進により、インスリン抵抗性増加、内臓脂肪蓄積や遊離脂肪酸増加が促された結果、血糖や脂質の上昇が生じます。また、発症に自己免疫の関与が考えられている１型糖尿病の場合は、ストレスまたはうつが免疫系に悪影響することで発症が促進されます。なお、１型、２型とも血糖上昇は糖毒性をきたすことで、さらなる内因性インスリン分泌低下を惹起する悪循環があります。

一方、糖尿病で主因となる心理行動医学的機序（図２）としては、ストレスまたはうつがストレスコーピングとして過食、飲酒、喫煙行動をエスカレートさせるとともに、うつによる意欲低下や多忙で時間がとれないため運動不足状態に陥ることで、肥満や内臓脂肪蓄積が生じます。その結果、血糖、脂質、血圧が上昇し、長期間持続することで合併症進行につながり、それがさらなるストレスとなる悪循環が想定されます。加えて、服薬やインスリン注射などのアドヒアランス（患者自身が積極的に参加し、その決定に沿って治療を受けること）の問題が悪影響する場合も多く、特に精神疾患（うつ、摂食障害、認知症）が合併した場合に顕著となると考えられます。

心身医療に必須の二大要素——主体性と関係性[5)]

筆者は20年以上の心療内科医としての臨床体験および各種心理療法の理論から、表4に示した通り、心身医療においては主体性と関係性の二大要素が必須と考えています。主体性は、古代ギリシャ時代から西洋文明において重視されてきた要素で、近代における個人主義、合理主義、科学主義などの前提となる概念です[6)7)]。主体性に関連した用語としては、「個」の他、「自力」「自我」「自己」「自立（自律）」「自己効力感」「自尊心」「自己同一性」「自己実現」など「自」ではじまる用語があげられます。

主体性

- 個
- 自力
- 自我
- 自己
- 自立（自律）
- 自己効力感
- 自尊心
- 自己同一性
- 自己実現
- 心身二元（精神＞身体）

…西洋文明、男性で重視されるが、単独では自我肥大や身体酷使に陥る危険あり！

関係性

- 和
- 他力
- 無我
- 縁
- 絆
- 甘え
- 共感
- 社会的支援
- 治療同盟
- 心身一如（精神＝身体：身）

…東洋文明、女性で重視されるが、単独では依存症や過剰適応に陥る危険あり！

表４ ◉ 心身医療に必須の二大要素
…両要素のバランス（中庸＝いい加減）が重要！

心身医療との関係でいうと、デカルトにはじまる「心身二元論」に関係します。デカルトが人間を精神と身体に二分して考え、主体である精神（＝「自我Ego」）が身体を客体として観察対象とする見方を提唱したことにより、機械論的な近代西洋医学の発展が促されました。この心身二元論は、心身医学の先駆者でもあるフロイトの「自我心理学モデル」、すなわち自我が無意識のエス（またはイド）から生じる身体的リビドーをコントロールして、超自我とのバランスをとる、という深層心理学モデルの基礎にもなっています。また、主体性は男性性の主要素でもあるため、近代西洋文明が主流である現代社会においては、健全な大人であることは男性性とほぼイコールとみなされる傾向があります。[8][9]

一方、関係性は、日本をはじめとする東アジア文明圏で重視されてきた要素です。関係性に関連した用語としては、「和」「他力」「無我」「縁」「絆」「甘え」など日本文化や仏教に起因する用語の他、「共感」「社会的支援」「治療同盟」といった臨床心理学の用語があげられます。関係性は女性性の主要素であり、上記したように、男性性に偏った現代社会に生じる心身医学的問題や、社会問題、環境問題などの解決には本要素が欠かせません。

心身医療との関係でいうと、東洋の身体観では「心身一如」（本来は「身心一如」）という言葉で表されるように精神と身体は分けられない一つのものととらえられます。また、日本語の「身（み）」という言葉は、西洋医学の対象となる客観的（物理的）身体のみならず、個人のみが体験する主観的（心理的）身体、二人以上の人間の間で体験される間主観的身体、およびスピリチュアルな存在である深層意識的身体をも含む成層的関係的存在[10]です。

主体性のみで関係性が欠如した状態では自我肥大や身体酷使による心身症が生じやすく、反対に、関係性のみで主体性が欠如した状態では、さまざまな依存症や過剰適応による心身症が生じやすくなります。つまり、心身の健康のためには、主体性と関係性の二大要素は車の両輪のようにどちらかが欠けてもダメであり、両要素がバランスよく（中庸＝いい加減）働いていることが必須であると考えられます。表1にあげた改善要因のうち、社会的支援が関係性要因である以外は、自我、自己効力感、自尊心、ストレスコーピングなどすべて患者個人の主体性要因です。この観点からみますと、代表的な心理療法のうち、自我心理学などの古典的精神分析や

Ⅰ	**治療外要因** 40% ：クライエントの資質や、クライエントの周囲の環境的要因
Ⅱ	**治療関係** 30% ：クライエントとセラピストの共同性、信頼関係、人間関係
Ⅲ	**治療技法** 15% ：セラピーとしてすること、具体的な技法や手順
Ⅳ	**期待・希望・プラシーボ** 15%

表5 ● 心理療法の四つの共通治療要因

認知行動療法は、個人の主体性を強化することを中心とした治療技法であるのに対して、受容、共感を基本とする心理カウンセリングは関係性をより重視した治療技法といえます。

ミラーら[11]が、米国における40年間のさまざまな心理療法の論文を調査した研究によると、治療モデルの違いは治療結果にさほどの違いをもたらさないことがわかりました。また、心理療法には四つの共通治療要因（治療外要因、治療関係、治療技法、期待・希望・プラシーボ〔偽薬効果〕）があり、それらが関与する割合は、表5にあげた通りでした。これらの結果から、心理療法を実践する治療者の心得として最も重要なのは、良好な治療者患者関係（ラポール）を形成することであることがわかります。すなわち、治療技法が何であれ良好な関係性があってこそ、患者個人の主体性が促されるのだと考えられます。

コラム　「全体性と完全性」

アクセプト・コーチングの目標とするゴールは何でしょう？　それは心理学者ユングのいう「全体性 Wholeness」を回復することです。全体性の意味をわかっていただくために似た概念である「完全性 Completeness」と比べながら説明します。

まず、「完全性」とは陽的要素（真、善、美、健康など）のみで満たされている状態のことです。この完全性は、キリスト教や西洋文明における中心的概念であり、進歩や成長につながり、主体性を育て社会適応や健康行動を促す意味では有効な目標です。医療でいえば、西洋医学が身体の悪い部分を「疾患disease」と診断して、外科手術や薬物治療などで完全に治そうとする〝cure治療〟に相当します。しかし、その半面、完全性は自己完結的な静的状態であり、陽的要素のみに焦点を当てるため、ネガティブな感情や身体症状など陰的要素が排除されてしまう危険性をもっています。心身医学的にいえば、失感情症や失体感症に陥ることで、かえって陰的状態（問題や不健康）につながり得ることに注意が必要です。

一方、「全体性」とは、陰陽両要素が交代する現実をあるがままにとらえた状態です。東洋哲学でいう陰陽が動的に融合した状態である「中庸」や仏教でいう「中道」に当たります。医療でいえば、東洋医学が心身の不調を「未病」の段階から、養生や漢方薬などにより陰陽のバランスをとろうとすることに一致し、「全体」を意味するギリシャ語のholosを語源とする〝healing癒し〟に相当します。ちなみに、holosは〝health健康〟の語源でもあります。ユングは、この全体性を回復することこそが、個性化の過程、いわゆる自己実現につながるものと考えていました。

完全性は、社会の中で普遍的に良いとされている目標、つまりナンバーワンをめざす生き方なのに対して、全体性は、良い悪いは判断せずに、その人ならではの自然な姿、つまりオンリーワンをめざす生き方と言えます。完全性と全体性のどちらかが常に正しいのではなく、時と場合によってバランスよく使い分けていくことが大事です。大ヒットしたディズニーのアニメ映画「アナと雪の女王」の劇中歌「レットイットゴー～ありのままで」は、王国の女王として完全であろうと本来の自分を押し殺して苦しんで生きてきたエルサが、ありのままの自分を受け入れ、全体性を回復して、真に自分らしい生き方ができるようになっていく心の過程を表現しています。

アクセプト・コーチングは、エルサのように、クライアントがありのままの自分を受け入れ、自己実現していけるように支援していくことをめざしているのです。

生活習慣病診療におけるアクセプト・コーチングの意義

先述しましたように、糖尿病はその発症や経過にさまざまな心理社会的要因が密接に関与している心身症です。そのため、従来の知識教育だけによる療養指導では行動変容を促す効果が乏しく、治療の主役である患者個人の心理社会的背景に着目した心身医学的アプローチの重要性が認知されてきています。現在、糖尿病などの生活習慣病における心身医学的アプローチとして最もエビデンスの多いのは認知行動療法[12)]です。しかし、筆者の経験では、欧米人に比べ自我が弱く、合理的、分析的な対話をするのが苦手な人が多い日本人の患者には、認知行動療法が必ずしもベストな技法とは思えません。

一方、3・11大震災の折に日本人が見せた沈着冷静さ、助け合いの精神は世界中の人々を驚嘆させたのは記憶に新しいところです。西洋的自我が弱いとされてきた日本人が示したこの強さは、歴史的に周りの人々との和や絆といった関係性を重んじる文化の中でこそ発揮される東洋的な「自己 self」[13)]に由来する強さだと思われます。よって、特に日本の患者では、まずは関係性に重点をおいたアプローチを用いてラポールを構築することこそが肝腎であり、それが結果的に主体性を高めることにつながるものと思われます。

アクセプト・コーチングは、「患者の自主性を引き出すあり方」、すなわち良好な関係性を前提にして、知識教育つまりティーチングではなく、患者のもつ能力、自主性、行動、すなわち主体性を引き出していくアプローチです。以上のことより、糖尿病など生活習慣病における療養指導にぴったりなのがおわかりいただけるでしょう。医療従事者がアクセプト・コーチングの技法を習得することにより、従来よりも格段に効率的な療養指導が可能になるでしょう。また、その技法は医療従事者間のコミュニケーションにも有用ですので、しばしば責任感の強すぎる医療従事者にみられる燃え尽き症候群を予防でき、機能的なチーム医療の実践に役立つことでしょう。

ただし、コーチングは心理カウンセリングのように患者の心の病理を対象にするものではありませんので、軽いうつ状態を除いてうつ病や摂食障害などの精神疾患をともなう患者の場合には、心療内科医、精神科医、心理カウンセラーといったメンタルヘルスの専門家への紹介を考慮すべきです。

【参考文献】

(1) Anderson BJ, Goebal-Fbbri AE, Jacobson AM（2006）Behavioral research and psychological issues in diabetes: progress and prospects.In: Joslin's diabetes mellitus 14th edition. Kahn, C.R., Weir, G.C., Edi, Philadelphia, Lea and Febiger, A Waverly Company Press, p633-648

(2) 山内祐一（2000）「糖尿病と行動医学」『心身医学』40:11-22

(3) 深尾篤嗣、花房俊昭（2012）「日常診療に心理行動科学的アプローチを導入するコツ」『月刊糖尿病』4:108-117

(4) Fukao A, Kitaoka H, Sasaki E, et al（2000）Differing effects of coping styles and personality traits on glycemic control between and within male and female Japanese NIDDM patients. 心身医学 40:429-437

(5) 深尾篤嗣、村川治彦（2012）「「問題」の中に「解決」を見出す心身医療―プロセスワークと解決志向アプローチ併用が奏功したうつ状態、摂食障害合併1型糖尿病患者の1症例」『日本トランスパーソナル心理学』精神医学会誌 12:104-114

(6) 湯浅泰雄（1994）『身体の宇宙性』岩波書店

(7) Nisbett RE（2003）The geography of thought. A division of Simon & Schuster Inc.（リチャード・E．ニスベット著、村本由紀子訳『「木を見る西洋人」と「森を見る東洋人」―思考のちがいはいかにして生まれるか』ダイヤモンド社、2004）

(8) Broverman I, Broverman D, Clarkson P, et al（1970）Sex-role stereotypes and clinical judgements in mental health. Journal of Consulting Psychology; 34: 1-7

(9) 深尾篤嗣、後山尚久、黒川順夫（2009）「女性の内科的疾患におけるジェンダーの心身医学的意義について」『心身医学』49:1183-1189

(10) 市川浩（1992）『〈身〉の構造―身体論を超えて』講談社

(11) Miller SD, Duncan BL, Hubble MA（1997）Escape from Babel: Toward a Unifying Language for Psychiatric Practice. W.W.Norton & Company

(12) 深尾篤嗣、富士見ユキオ、花房俊昭（2014）「糖尿病のEBMとNBM」『心身医学』54（印刷中）

(13) 河合隼雄（1999）『昔話の心理学的研究.In 中空構造日本の構造』中央公論新社、p81-102

あとがき

この本が世に出るきっかけになった運命の日は2006年7月22日でした。その日は、私が大会長を務めました第42回日本心身医学会近畿地方会が京都で開催され、富士見ユキオ先生によるプロセス指向心理学（POP）のワークショップを目的に参加された山本美保さんと初めて出会いました。私は当時、医療の世界で「コーチング」という言葉を聞く機会が多くなっていたため、とても興味をもっていました。そこで早速、山本さんに頼んで当時の勤め先であった洛和会音羽病院まで来てもらい、心療内科のメンバーと一緒にセミナーを受講しました。

私は当初コーチングといえば、スポーツのコーチのように、決まった目標をめざしてさまざまな言葉がけでクライアントの主体性をあげるべく操作する、つまりdoing的要素の強い西洋的、アメリカ的な技法を想像していました。ところが、意外にもクライアントとの関係性を最重視するあり方、つまりbeing的要素が強く、とても東洋的、日本的な印象を受けました。

後にコーチングにも多くの流派があることを知り、私が山本さんから教わったアクセプト・コーチングの創始者である岸英光先生ご自身が、コーチングは日本生まれの技法と考えておられるのに加え、禅などの仏教的要素や東西の叡智を統合したPOPなどのトランスパーソナル心理学にも精通しておられることがわかって腑に落ちました。

糖尿病その他の生活習慣病では、患者の主体性が肝腎ですが、長期にわたってそれを維持していくためには良好な関係性が欠かせません。生活習慣病診療に従事する医療者にとってアクセプト・コーチングは、患者を受け取り、和ませる関係性により、自然にその主体性を促すことのできる強力な味方となることでしょう。

この本で私は、わずかに1章を担当しただけでおこがましいのですが、山本さんのお言葉に甘えて共著者に名を連ねさせていただきました。年を重ねるにつれ、「人生における出会いはすべて偶然でなく、深い縁で結ばれている」という思いが強くなってきました。この本ができたのは、山本さんや岸先生、出版を決心してくださった田島さん、アクセプト・コーチングの名称を考え、的確なご指導をいただきました梶谷康則さん、取材に協力してくださった大勢の医療関係者のみなさん、そして生活習慣病というやっかいな問題を抱えながらも、禅の公案のように日々、その問題と取り組んでいかれている多くの患者さんたちとのご縁のお蔭です。ここに深く感謝いたします。

２０１４年12月

深尾篤嗣

プロフィール

監修／岸英光（きし ひでみつ）

コミュニケーショントレーニングネットワーク統括責任者。コミュニケーションに関する全国での講演・研修・執筆活動をビジネス・教育に限らず、医療・介護・福祉分野にも展開している。

http://www.communication.ne.jp

山本美保（やまもと みほ）……第１章〜第３章

大阪府出身。New とらる co. 代表、コーチ・コミュニケーション講師、内分泌糖尿病心理行動研究会アドバイザー。甲南女子大学文学部人間関係学科卒業。法律事務所、岸和田市立女性センターに勤務後、2006 年「New とらる co.」を立ち上げ、「ひとりひとりが本来の自分の力を発揮できる社会づくり」を理念に、病院・企業・行政施設・その他団体などに、コーチングやコミュニケーションの研修、個人セッションなどを行っている。＊連絡先…New とらる co.　http://newtoral.com

深尾篤嗣（ふかお あつし）……第４章

大阪府出身。1987 年大阪医科大学卒業、九州大学心療内科特別研究学生、神甲会隈病院内科、洛和会音羽病院心療内科部長、藍野学院短期大学第1看護学科教授などを経て 2010 年より茨木市保健医療センター所長。内分泌糖尿病心理行動研究会代表世話人、＜身＞の医療研究会理事長、専門は心身医学と内分泌代謝学。著書・監修に『医療における心理行動科学的アプローチ――糖尿病・ホルモン疾患の患者と家族のために』新曜社、その他。

生活習慣病診療に役立つ
受容と和みのコーチング
コーチングセンス 10 の対応法

2015 年 1 月 15 日　第 1 刷発行

監　修　岸　英光
著　者　

発行者：田島英二
発行所：株式会社クリエイツかもがわ
〒601-8382 京都市南区吉祥院石原上川原町 21
TEL 075-661-5741　FAX 075-693-6605
ホームページ　http://www.creates-k.co.jp
郵便振替　00990-7-150584
info@creates-k.co.jp
印刷所：新日本プロセス株式会社

ISBN978-4-86342-151-6 C0036　printed in japan

好評既刊

認知症ケアこれならできる50のヒント
藤本クリニック「もの忘れカフェ」の実践から　藤本直規・奥村典子／著

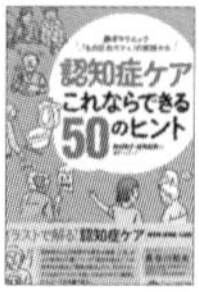

イラストで解る！認知症ケア
長谷川和夫先生すいせん：認知症の人と日常接する場合の食事、入浴、および排泄の介護について「病気の視点」「人の気持ちの視点」「環境の視点」から、50のトピックスをあげイラストを用いてわかりやすく解説したユニークな良書である。
2000円

認知症の医療とケア
「もの忘れクリニック」「もの忘れカフェ」の挑戦

4刷

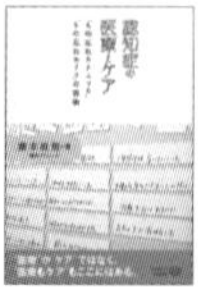

藤本直規／著
「認知症になったことはあきらめるが、これからの人生はあきらめない」
「もの忘れチェック外来」を開設した著者が、独立後に開設した「藤本クリニック」の10年のあゆみ、活動から見えてくるこれからの「認知症医療」と「ケア」に迫る。
2200円

続・認知症の医療とケア　「根拠のあるケア」を追い求めて

2刷

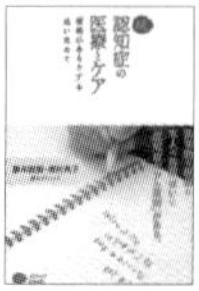

藤本直規・奥村典子／著
「根拠のあるケア」とは――
藤本クリニックが取り組む、本人の言葉（想い）と医学的知識に裏付けられた中、核症状に対する「根拠のあるケア」を紹介・解説。
2200円

認知症を生きる人たちから見た地域包括ケア
京都式認知症ケアを考えるつどいと2012京都文書ケア」と実践100

3刷

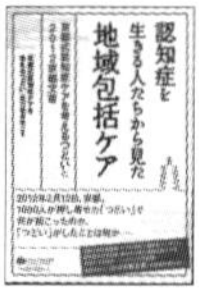

「京都式認知症ケアを考えるつどい」実行委員会／編著
介護とは、人を「介」し、尊厳を「護る」こと。最期まで在宅（地域）で暮らし続けられる仕組み京都の認知症医療・ケアの現在と道筋をデッサンし、認知症を生きる彼・彼女から見た地域包括ケアを言語化する試み――「つどい」の全記録。
1800円

ダンスコミュニケーション
認知症の人とつながる力［CD-ROM付］

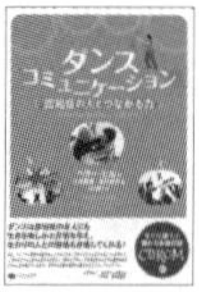

ヘザー・ヒル／著　三宅眞理・吉村節子／編　山口樹子／訳
ダンスは認知症の本人にも生きる楽しみと元気を与え、まわりの人との関係も改善してくれる！
認知症の人の人生を、そして寄り添う人の人生を豊かにする方法の一つとしてダンスを紹介。さあ、一緒にダンスをしてみませんか？
1500円

認知症ケアと予防に役立つ料理療法

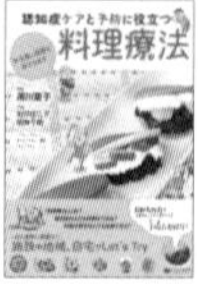

湯川夏子／編著　前田佐江子・明神千穂／共著
高齢者施設で人気のメニュー&レシピ14品。料理は多くの調理操作があり、動作は手続き記憶として残っている。高齢者には長年慣れ親しんできた日常生活の一端。料理を通してやる気と自信を呼びさます！
2200円

介護の質　「2050年問題」への挑戦

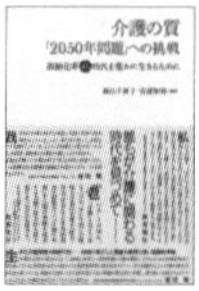

森山千賀子・安達智則／編著
特別な人が介護を要するのではなく、誰もが介護に関わる時代はすぐそこにきている。根ざした豊富な事例と深い理論的考察、先駆的な取り組みに学びながら、「介護の質」が保障された地域社会を展望する。
2200円

※本体価格で表示

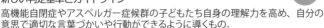

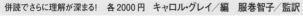

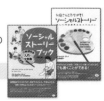